NUNCA MÁS ENFERMO

Nunca Más Enfermo por Chad Gonzales es un mensaje extraordinario que surge de las Escrituras y nos lleva paso a paso dentro de ellas para encontrar perlas de altísimo contenido y revelación. Es una apertura de la Palabra en la que se remueve el velo, permitiéndonos ver de una manera práctica y poderosa lo que significa la gran verdad bajo el nuevo pacto: nuestra unión con Cristo y nuestra plena identificación con Él, una realidad que trasciende cualquier otra y nos hace conscientes de que esa es nuestra verdadera posición, posesión, condición y naturaleza.

Ahí descubrimos que nuestra justicia proviene de Su gracia; esto significa que la sanidad no es algo que buscamos, sino Alguien que habita en nosotros. Este libro es una respuesta maravillosa, real y vital a preguntas que todos los creyentes nos hemos hecho. Leerlo con la conciencia de que somos completos en Él traerá una transformación más allá de lo que hemos podido pensar e imaginar.

Ernesto Alemán
Pastor Iglesia Cristiana Palabra & Adoración
Bogotá, Colombia

¡Simplemente asombroso! Este libro de Chad Gonzales te sacudirá hasta lo más profundo en cuanto a la doctrina de la sanidad. Chad guía magistralmente al lector de **"tratar de sanar"** a vivir en la realidad de nunca enfermarse debido a la vida de Dios en nosotros. ¡Es audaz, revolucionario y verdadero!

Mark Machen
Pastor de Life of Faith y Fundador de Forever Free
foreverfree.org

Durante más de una década, he perseguido y entrenado a otros en el ministerio de la sanidad con buenos resultados. Hemos sido testigos presenciales de ciegos que ven, sordos que oyen, cojos que caminan y milagros creativos, como tumores grandes que se disuelven instantáneamente. Los libros y charlas sobre sanidad de Chad Gonzales han sido un gran aliento para nosotros en esta búsqueda.

Es raro para mí encontrar a alguien que no solo estire mi fe en la sanidad, sino que me sorprenda con revelaciones innovadoras sobre sanidad. Chad y su nuevo libro, **Nunca Más Enfermo**, hacen precisamente eso.

Tuve que detenerme y reflexionar sobre algunas declaraciones audaces: **"La sanidad es para el pecador, no para el santo"**, y que **"la mayor sanidad masiva de la historia"** fue la Pascua judía. Rápidamente te das cuenta de que Chad ha dedicado su vida al estudio bíblico, la meditación y la participación activa en la sanidad. **Nunca Más Enfermo** me abrió los ojos a una realidad más profunda de estar **"en Cristo"**, que ahora me impide sentirme plenamente satisfecho con solo sanar a un cristiano enfermo.

Oro para que **Nunca Más Enfermo** encienda un fuego dentro de ti para buscar más y no conformarte con resultados menores a los que tuvieron los israelitas bajo un pacto menor. Chad, gracias por ser pionero en esta revelación celestial y este mensaje para el cuerpo global de Cristo: **"¡Nunca más enfermo!"**

Jason Chin
Fundador de Love Says Go Ministries y Love Says Go Academy
Autor de Love Says Go www.lovesaysgo.com

El Rev. Chad Gonzales es una voz refrescante en el tema de la sanidad.

Conozco a Chad desde hace más de 20 años, y él vive lo que predica. Ha ayudado a innumerables multitudes a ver resultados tangibles en el área de la sanidad física, tanto en sus vidas personales como en ministrar la vida de Dios a otros.

La pasión de Chad por el crecimiento y los resultados es contagiosa, y ha sido una gran inspiración para mí. Sus mensajes y ejemplos personales me han ayudado a aspirar a más y a convertirme en un ministro más efectivo en el área de la sanidad.

Recomiendo encarecidamente que leas **Nunca Más Enfermo** y eleves tu entendimiento de nuestro pacto con Dios, nuestra unión con Cristo y Su vida en ti. Aprende a vivir en salud divina. Dios tiene para nosotros una vida que va más allá de este mundo, y Él quiere que mostremos al mundo este tipo superior de vida. Este libro te ayudará a hacerlo.

Vidar Ligard
Fundador, Safari Mission
Director Nacional, Rhema Kenia

He conocido a Chad durante varios años y me siento honrado de llamarlo amigo. Ha sido constante e inquebrantable en su clara comunicación del diseño y el deseo de Dios de que las personas sean sanadas y vivan sanas.

En un mundo lleno de conocimiento tóxico y enseñanzas engañosas, **Nunca Más Enfermo** es una obra fresca, clara y verdadera. Chad presenta un mensaje audaz y revolucionario. Cada capítulo debe ser leído, reflexionado y completamente asimilado.

Con nuestro país sumido en la crisis más horrible de falta de salud y enfermedad autoinfligida, todos necesitamos poner nuestra fe en acción ahora. Te animo a que tomes estas palabras en serio, actúes sobre ellas y veas cómo la Palabra comienza a permear tu vida. **Nunca Más Enfermo** es un libro que todos deben leer (y compartir). Espero que este libro esté en la "biblioteca del corazón y la mente" de cada pastor y líder. ¡Necesitamos caminar en sanidad divina ahora!

Drs. Mark y Michele Sherwood
Instituto de Medicina Funcional
Tulsa, OK
www.Sherwood.TV

Prólogo por Daniel Amstutz

Director del Ministerio de Sanidad en la Escuela Bíblica Charis

NUNCA MÁS ENFERMO

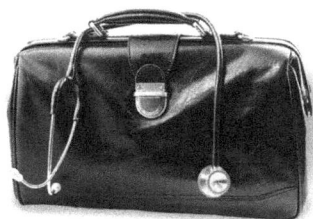

*Accede a la Salud Sobrenatural
a través del poder de la Resurrección de Jesús*

CHAD GONZALES

CONTENIDO

PRÓLOGO

Existen muchos libros sobre sanidad, pero ninguno como este, porque este innovador libro en realidad trata sobre tu unión con Cristo. ¡Quién eres en Él y quién es *Él en ti*, ahora mismo, es la raíz de este libro; la sanidad es solo un fruto sobrenatural resultante! Jesús vino para revelarnos al Padre, ¡y Él es mucho más que Dios con nosotros! Cristo en nosotros es la esperanza de gloria y Chad nos muestra cómo esa gloria no es una gloria pasajera, sino como dijo Jesús en **Juan 17:22 (RVR1960): "La gloria que me diste, yo les he dado, para que sean uno, así como nosotros somos uno"**. ¿Espera, qué?

¡El momento en que nos convertimos en creyentes, la presencia de Dios está en nosotros para siempre! Porque le dijimos **"sí"** a Dios, nuestro cuerpo se convierte en templo del Espíritu Santo. En el instante en que nos hacemos una nueva creación, la misma imagen de Dios se convierte en nuestra, de adentro hacia afuera, y recibimos una identidad completamente nueva.

Tenemos un tesoro, ¡pero muchos ni siquiera saben cuán grande es realmente este regalo! Su presencia *está en nosotros*, entonces, ¿por qué gran parte de la iglesia intenta entrar en Su presencia, cuando Jesús vino a traer la presencia a nosotros?

Es la misma razón por la que tantos intentan recibir sanidad: ¡pasan toda una vida intentando obtener lo que ya tienen! ¡Si tan solo lo supieran! Bueno, ahora pueden saberlo, ¡y lo harán!

Es con entusiasmo que recomiendo **Nunca más enfermo** del Dr. Chad Gonzales. Es un honor escribir un prólogo para este maravilloso libro. ¡He estado esperando que este libro salga desde que Chad vino a ministrar a toda nuestra clase de Discipulado en Sanidad en Charis Bible College, donde dirijo el ministerio de sanidad! Estoy emocionado por ti, que tendrás la oportunidad de sumergirte en esta poderosa revelación que Chad ha recibido del Espíritu Santo.

Este libro destaca en el mundo de los libros sobre sanidad por la revelación y aplicación del Nuevo Pacto que contiene. Te desafiará a mirar de nuevo Escrituras familiares, porque como sabes, la fe viene por el oír y el oír por la Palabra de Dios. Aquí hay un nuevo sonido que surge, ¡y es un llamado de atención!

No permitas que lo que no sabes te detenga de lo que ya sabes. A medida que leas y la verdad cobre vida en ti, verás que proviene del corazón de Dios, a través de los años de experiencia de vida y ministerio de Chad. ¡Esto no es solo una teología o una filosofía para Chad y April!

Gran parte de la iglesia está tan enferma como los incrédulos, y mucho de eso se debe a que intentamos obtener lo que ya nos ha sido dado en Cristo. Ha sido tan confuso que, tristemente, como resultado, hemos terminado haciendo de la sanidad algo acerca de nosotros.

Chad nos muestra de manera clara que no se trata de lo que estás haciendo; ¡se trata de lo que Él ya hizo! Chad te lleva en un viaje desde Génesis a través del antiguo pacto, y luego hace una comparación muy clara entre la sanidad basada en tu obediencia y la sanidad que Jesús ya proveyó para nosotros basada en Su obediencia.

Este libro te desafiará con preguntas como: **"¿Sabías que no hay enseñanza en el nuevo pacto sobre cómo recibir tu sanidad?"** O declaraciones como esta: **"Enseñamos a las personas que Jesús ya pagó por su sanidad y que ya es de ellos, pero luego les decimos que pasen al frente para que puedan recibir su sanidad"**. Este libro te dará una nueva perspectiva sobre lo que significa estar en Cristo, cómo se aplica a tu vida diaria y cómo puedes hacer discípulos y hacer lo que Jesús hizo.

Déjame hacerte una pregunta. ¿Qué pasaría si nosotros, como iglesia, comenzáramos a reconocer lo que ya se nos ha dado como nuevas creaciones? ¿Qué pasaría si realmente creyéramos que Jesús sabía lo que estaba haciendo cuando oró en **Juan 17:21 (RVR1960):** "Para que todos sean uno; como tú, oh Padre, en mí, y yo en ti, que *también ellos sean uno en nosotros*, para que el mundo crea que tú me enviaste"?

La sanidad no se trata de ti; ¡es para ti! Mayor es el que está en ti, y Dios tiene cosas mucho más grandes para ti y a través de ti. ¿Estás listo? Chad es una voz para esta generación, dando un claro llamado a despertar y ser parte de este tercer gran avivamiento.

Daniel Amstutz
Director del Ministerio de Sanidad en *Charis Bible College*

INTRODUCCIÓN

En el ámbito de la sanidad divina, y especialmente en lo que respecta a la voluntad de Dios sobre la sanidad, encontrarás una gran cantidad de opiniones, perspectivas y creencias. Algunas de las creencias más comunes acerca de Dios y la sanidad son las siguientes:

1. Nunca es la voluntad de Dios que las personas sean sanadas.
2. Dios utiliza la enfermedad para enseñar/crecer/humillar a las personas.
3. El tiempo de Dios no siempre es ahora.
4. Debes confesar todos tus pecados pasados para ser sanado.
5. Debes limpiar tu línea sanguínea generacional.
6. La sanidad requiere una gran fe para recibirla.
7. Nunca sabes lo que Dios va a hacer.
8. La enfermedad es simplemente parte de la vida normal.
9. Dios proporcionó sanidad espiritual, pero no física.
10. Nuestra verdadera sanación para el cuerpo físico ocurre cuando morimos.

Todas estas creencias y muchas más no solo han traído confusión al cuerpo de Cristo, sino que también han impedido que las personas caminen en todo lo que Jesús les proporcionó. ¿Por qué? Estas creencias no son bíblicas y no tienen respaldo bíblico alguno. Es sorprendente las creencias que la gente inventa para justificar sus excusas y falta de entendimiento, en lugar de simplemente aferrarse a la Palabra.

Aunque hemos recibido una tremenda revelación a lo largo de los años, debemos darnos cuenta que siempre hay más. La revelación es progresiva y siempre hay más cuando se trata de la Palabra de Dios; sin embargo, cuando nos referimos puntualmente a nuestro pacto con Dios, debería ser claro y fácil de entender desde el primer día.

Descubrirás que el mensaje del Evangelio en realidad es sencillo y fácil de entender; simplemente es difícil para nuestras mentes asimilar la simplicidad de él y cómo podría ser posible, porque hemos crecido en medio de la maldición. De la misma manera en que el Evangelio es fácil de entender, también lo es nuestro pacto con Dios. Dios hizo que el Antiguo Pacto fuera sencillo de entender y el Nuevo Pacto aún más sencillo; nosotros somos los que lo hemos hecho difícil.

Un día, mientras leía mi Biblia y meditaba en **1 Pedro 2:24**, el Espíritu Santo me habló y me dijo: "**Vuelve y estudia la sanidad bajo el Antiguo Pacto porque tienes un mejor pacto**". Inmediatamente comencé a reunir todos los versículos de sanidad en el Antiguo Testamento y a examinar el pacto de Dios con Israel con respecto a la sanidad. Para mi total sorpresa, comencé a descubrir una cosa: ¡la promesa de sanidad bajo el Antiguo Pacto era mejor que el mensaje de sanidad que hemos estado escuchando hoy! ¡Sí, lo has leído bien! Cuando comencé a comparar el mensaje de sanidad que se predica hoy en día con la promesa de sanidad bajo el Antiguo Pacto, descubrí que nuestra versión moderna era inferior a lo que estaba disponible bajo el Antiguo Pacto. ¿Cómo podría ser posible eso cuando según **Hebreos 8:6**, como cristianos, tenemos "**un mejor pacto establecido sobre mejores promesas**"? La respuesta es muy simple: *hemos enseñado realidades del Nuevo Pacto desde la perspectiva del pecador.* ¿Cómo es esto posible? Porque realmente no entendemos quiénes somos, no comprendemos nuestra unión con Cristo. La unión con Cristo es la bendición distintiva de la dispensación del evangelio en la que se reúne toda otra verdad de la nueva creación: la justicia, la sanidad, la adopción, la santificación, la glorificación futura de nuestros cuerpos y muchas otras. Cuando realmente entiendes quién eres, entenderás verdaderamente lo que tienes; como resultado, dejarás de tratar de recibir algo para lo cual ya has sido hecho.

Sección Uno:

LA GRACIA DE DIOS Y SUS PACTOS

Capítulo 1
EN EL JARDÍN

En **Génesis 1**, encontramos la extraordinaria historia de la creación. Comenzando en el tercer día, Dios comienza a crear cosas que tienen vida en ellas y que están destinadas a producir según su propia especie. En el tercer día, crea toda la vida vegetal con la capacidad de producir. Un roble produciría más robles y un manzano produciría más manzanos. En el quinto día, Dios crea todas las aves del aire y las criaturas del mar, llenas de vida y la capacidad de producir según su propia especie. Las ballenas producirían más ballenas, los delfines producirían más delfines y todo tipo de peces producirían más de su propia especie. En el sexto día, Dios crea todos los animales en la tierra, así como a la humanidad. El ganado produciría más ganado, los perros producirían más perros y los caballos producirían más caballos (¡No estoy seguro de en qué momento entraron los mosquitos en juego... tal vez fueron parte de la maldición que vino después!) Cuando Dios creó al hombre, vemos que Dios le da al hombre vida y la capacidad de producir según su propia especie; sin embargo, hubo una gran distinción: solo la humanidad fue creada a imagen misma de Dios y luego gobernaría sobre toda la tierra.

Génesis 1:26-28 / Reina Valera Actualizada (RVA – 2015)
²⁶ Entonces dijo Dios: "Hagamos al hombre a nuestra imagen, conforme a nuestra semejanza, y tenga dominio sobre los peces del mar, las aves del cielo, el

> ganado, y en toda la tierra, y sobre todo animal que se desplaza sobre la tierra". [27] Creó, pues, Dios al hombre a su imagen; a imagen de Dios lo creó; hombre y mujer los creó. [28] Dios los bendijo y les dijo: "Sean fecundos y multiplíquense. Llenen la tierra; sojúzguenla y tengan dominio sobre los peces del mar, las aves del cielo y todos los animales que se desplazan sobre la tierra.

Dios tomó la decisión de hacer al hombre a Su imagen, según Su semejanza. Al igual que con toda criatura viviente, la humanidad estaba destinada a producir según su propia especie; sin embargo, a diferencia de las otras criaturas vivientes, el hombre fue hecho para vivir y operar como Dios en la tierra. El hombre no era Dios y dependía totalmente de Él, pero el hombre fue creado a imagen de Suya para vivir, caminar, hablar y gobernar como Dios en la tierra. Las plantas y los animales debían producir según su propia especie y así también la humanidad, pero esta también era del tipo de Dios; no era Dios, pero estaba dotada de Sus habilidades y llena de Su vida.

Cuando Dios creó al hombre, llenó a Adán con una sustancia espiritual: la misma vida que fluye en Dios mismo. ¡La vida que fluye en Dios es la misma vida que Él puso en el hombre! ¡Dios sopló Su ADN en Adán! ¡El hombre fue hecho a imagen de Dios y lleno de Su vida!

> **Génesis 2:7 / Reina Valera Actualizada (RVA – 2015)**
> [7] Entonces el SEÑOR Dios formó al hombre del polvo de la tierra. Sopló en su nariz aliento de vida, y el hombre llegó a ser un ser viviente.

Esta sustancia espiritual, la vida de Dios, estaba dentro de Adán como un ser espiritual y era el sistema inmunitario original de Dios para el hombre. Esta vida fluiría del espíritu al cuerpo que Dios creó en **Génesis 2:7**.

Ahora, recuerda, Dios hizo al hombre para reproducirse según su propia especie. El hombre fue hecho a imagen de Dios para vivir como Dios en la tierra. Con eso en mente, ¿es posible que Dios se enferme? La respuesta es obviamente **"No"**. Entonces, permíteme hacerte esta pregunta: **"Si no es posible que Dios se enferme y Él hizo al hombre para que fuera hecho según Él, ¿era posible que Adán se enfermara?"** La respuesta también es obvia: "No".

Entonces, desde el mismo principio de la creación, podemos ver que nunca fue la voluntad de Dios, ni siquiera la intención, que la humanidad estuviera enferma, y mucho menos que fuera posible que el hombre estuviera enfermo. ¿Por qué? Porque Dios creó al hombre para ser como Él y vivir como Él en la tierra. Como es para Dios en el cielo, así debía ser para el hombre en la tierra.

En este punto, todo lo que Dios había hecho era bueno. No había pecado; por lo tanto, no había enfermedad física o mental, pobreza o miedo. No había enfermedad en ninguna parte porque el pecado no estaba en el planeta y toda criatura viviente estaba conectada a la vida. ¡Todo era bueno!

La vida de Dios fluía sin obstáculos en el hombre y la luz de Dios era su cobertura, pero todo eso cambió cuando Adán pecó. Cuando Adán pecó, la maldición vino sobre la tierra y de repente, había muerte por todas partes. Cambió todo, desde todo lo que puedes ver y lo que no puedes ver; las cosas cambiaron incluso a nivel molecular. El pecado de Adán no solo afectó al mundo, también lo afectó a él mismo. Ahora teníamos un problema de pecado. El pecado era la fuente y la enfermedad, la pobreza, la depresión, la enfermedad mental y una serie de otros problemas ahora se habían convertido en subproductos.

Adán murió espiritualmente, perdiendo la vida y la naturaleza de Dios, y como resultado, también afectó su cuerpo. La vida de Dios que fluía en cada célula de su cuerpo ya no estaba. El cuerpo que estaba completamente inmune a la enfermedad, ahora estaba completamente expuesto y susceptible a la maldición. El cuerpo del hombre nunca estuvo destinado a envejecer y morir; solo después del pecado de Adán se llenó de muerte. Por eso Dios expulsó a Adán y Eva del jardín, para que no comieran del Árbol de la Vida; pues habrías tenido a la humanidad atrapada en un cuerpo maldito para siempre (**Génesis 3:22**). El cuerpo ahora tendría que morir. ¿Te imaginas un cuerpo desgastado, decrépito que no pudiera morir? ¡Sería horrible! No se nos da ninguna información sobre cuándo murió Eva, pero sabemos que Adán murió a los novecientos treinta años. ¡Tomó mucho tiempo para que la vida de Dios finalmente saliera!

Esto te muestra cuánto se preocupa Dios por nuestro cuerpo. La piel no estaba destinada a perder su elasticidad y arrugarse, y tus órganos nunca debían fallar. Los huesos no estaban destinados a debilitarse y los discos espinales a encogerse. La salvación que vendría de Jesús salvaría el espíritu del hombre, pero el hombre seguiría estando atrapado en un cuerpo maldito y, por lo tanto, nunca podría caminar completamente en todo lo que se proporcionaba espiritualmente. Debido al pecado y la conexión del hombre con este, la muerte ahora fluía sin obstáculos; todo sobre lo que Adán tenía autoridad, ahora tenía muerte en él.

Romanos 5:12 / **Reina Valera Actualizada (RVA – 2015)**
[12] Por esta razón, así como el pecado entró en el mundo por medio de un solo hombre, y la muerte por medio del pecado, así también la muerte pasó a todos los hombres, por cuanto todos pecaron.

Afirmamos que antes de la maldición, no había enfermedad en la tierra porque todo estaba lleno de vida. Sin embargo,

Dios en Su sabiduría y presciencia conocía la decisión de Adán y la maldición resultante que vendría de esta. Como resultado, Dios creó el cuerpo humano con todos sus sistemas intrincados y fascinantes, incluido el sistema inmunológico del cuerpo humano. Ahora, por increíble que sea nuestro sistema inmunológico con la comunicación entre los glóbulos blancos, los anticuerpos y el sistema linfático, esto era simplemente un plan de respaldo que surgía de la misericordia de Dios.

Para el bien de la humanidad, Dios mismo escoltó a Adán y Eva fuera del jardín del Edén y lejos del árbol de la Vida. **Génesis 3:24** dice que Dios los echó y luego puso un ángel para guardar el Árbol de la Vida para que nadie pudiera llegar a él. Si Adán y Eva hubieran comido de ese árbol, todos habríamos estado eternamente atrapados en la muerte espiritual y nunca habríamos podido tener una relación y comunión con Dios como Él lo pretendía.

Dios conocía el mal que venía al mundo. Para que el plan de Jesús se llevara a cabo y para que las personas tuvieran la oportunidad de crecer y escuchar acerca de Jesús, la humanidad necesitaría poder pasar por la vida sin ser arrasada por la enfermedad. Personalmente, creo que Dios creó el cuerpo humano con su sistema inmunológico como un plan de respaldo para cuando Adán y Eva pecaron. La vida de Dios en el hombre como ser espiritual era todo lo que necesitaríamos para sostener la vida, pero cuando el pecado entró y, por lo tanto, la muerte, esa vida de *Zoe* desapareció del espíritu del hombre y necesitaba haber una segunda línea de defensa. Esta segunda línea de defensa no sería perfecta, pero ciertamente estaba diseñada para cuidarnos hasta que se pudiera hacer un pacto y finalmente se restaurara la justicia.

En Su misericordia, Dios creó el cuerpo humano con una capa de piel como una primera respuesta para evitar enfermedades.

Creó todos los demás sistemas en el cuerpo para trabajar juntos y así combatir las enfermedades. Cuando miras lo que Dios creó, es simplemente impresionante. En el momento en que se produce una infección en tu cuerpo, tus glóbulos blancos entran en acción y comienzan a eliminarla. La comunicación comienza a nivel celular para combatir la infección. Incluso la fiebre en tu cuerpo es la respuesta innata para calentarse y que la infección muera.

Todo el proceso es simplemente fascinante. Y, aunque el cuerpo —con toda su gloria y habilidades— nos deja maravillados, todo esto formaba parte del plan de misericordia de Dios. Dios nunca nos creó para estar enfermos, pero Dios conocía el resultado de **Génesis 3** cuando Adán y Eva pecaron, por lo que puso diseñó en el cuerpo humano sistemas que, incluso fuera del Jardín nos permitirían estar en posición de recibir de Él y ser usados por Él.

Dios creó el cuerpo humano con estos sistemas para que finalmente estuvieran en una posición para ser salvos y luego ayudar a otros a ser salvos. El sistema inmunológico era un sistema de misericordia para la humanidad, no para el cristiano. Dios lo proporcionó tanto para justos como para injustos porque Dios ama a las personas.

Aunque Dios diseñó un cuerpo y un sistema inmunológico que solo el Genio de todos los genios podría diseñar, el sistema inmunológico por sí solo era inferior en comparación con lo que Dios había proporcionado originalmente. Antes de la fundación del mundo, Dios ya sabía que Adán se vendería a satanás y por eso tenía un plan en su lugar. Tan pronto como Adán y Eva pecaron, el plan de Dios se activó, no solo para proporcionar salvación eterna, sino también para ponerlos en una posición para ser intocables una vez más.

Génesis 3:14-15; 22-24 /
Reina Valera Actualizada (RVA – 2015)

¹⁴ Entonces el SEÑOR Dios dijo a la serpiente: "Porque hiciste esto, serás maldita entre todos los animales domésticos y entre todos los animales del campo. Te arrastrarás sobre tu vientre y comerás polvo todos los días de tu vida. ¹⁵ Y pondré enemistad entre ti y la mujer, y entre tu descendencia y su descendencia; esta te herirá en la cabeza, y tú la herirás en el talón.

²² Y el SEÑOR Dios dijo: He aquí que el hombre ha llegado a ser como uno de nosotros, conociendo el bien y el mal. Ahora pues, que no extienda su mano, tome también del árbol de la vida, y coma y viva para siempre. ²³ Y el SEÑOR Dios lo arrojó del jardín de Edén, para que labrara la tierra de la que fue tomado. ²⁴ Expulsó, pues, al hombre y puso querubines al oriente del jardín de Edén, y una espada incandescente que se movía en toda dirección, para guardar el camino al árbol de la vida.

Cuando Dios envió a Adán y Eva fuera del Jardín del Edén, los envió a un mundo maldito. Era un mundo que ahora estaba lleno de muerte y sus cuerpos ahora eran susceptibles a la muerte que los rodeaba. Por causa del pecado, la muerte corría por sus cuerpos y no había nada que la detuviera.

Romanos 5:12-14 / Reina Valera Actualizada (RVA – 2015)

¹² Por esta razón, así como el pecado entró en el mundo por medio de un solo hombre, y la muerte por medio del pecado, así también la muerte pasó a todos los hombres, por cuanto todos pecaron. ¹³ Antes de la ley, el pecado estaba en el mundo pero, como no había ley, el pecado no era tenido en cuenta. ¹⁴ No obstante, la

> muerte reinó desde Adán hasta Moisés, aun sobre los que no pecaron con una ofensa semejante a la de Adán, quien es figura del que había de venir.

Con cada ser humano nacido, había un flujo continuo de muerte debido a su conexión con Adán. Esto no era el plan de Dios. Dios hizo al hombre para ser como Él: intocable por el mal porque estaban llenos de vida. Cuando quitas la vida, el resultado automático es la muerte, al igual que cuando quitas la luz, el resultado automático es la oscuridad. El sistema inmunológico del cuerpo humano era asombroso, pero no era infalible; le faltaba un ingrediente importante: la vida de Dios. Ya no había un flujo de vida; en ausencia de vida, ahora había un flujo de muerte hacia la humanidad.

Hasta que se proporcionara la salvación, el hombre seguiría siendo vulnerable a la maldición debido a su conexión con Adán; la falta de justicia siempre produciría enfermedades físicas, mentales y emocionales. Toda la humanidad era esclava del pecado y, por lo tanto, de la enfermedad y la dolencia. El pecado era ahora el amo y el hombre ahora era el esclavo. Como resultado, Dios necesitaría encontrar una manera de intervenir legalmente en nombre del hombre para proporcionar salud temporal hasta que Jesús, la Simiente de Eva (**Génesis 3:15**), pudiera proporcionar justicia eterna y un flujo divino e intocable de vida.

Capítulo 2

LIBERADOS DE EGIPTO

Recuerda que la Biblia nos dice en **Romanos 5** que desde Adán hasta Moisés, incluso sobre aquellos que no habían pecado, la muerte reinaba en sus vidas; estamos mirando un período de tiempo de aproximadamente dos mil quinientos años desde el pecado de Adán. En el tiempo de Moisés, vemos que una pieza importante del plan de Dios entra en juego. El plan de Dios era usar a Moisés para sacar a los israelitas de Egipto e instituir la ley, pero primero necesitaba haber una noche de milagros.

Si alguna vez has leído sobre los milagros en la Biblia, hay un milagro del que probablemente se hable menos, pero probablemente sea el más significativo en el área de la sanidad; es el milagro de la noche de la Pascua. En **Éxodo 12**, encontramos que en la noche de la cena de la Pascua, hubo un milagro que tuvo lugar. Probablemente fue la mayor sanidad masiva que ha ocurrido en la historia de la tierra: como mínimo, cientos de miles, posiblemente más de un millón, de esclavos hebreos fueron sanados instantáneamente de enfermedades, cuerpos ancianos fueron milagrosamente fortalecidos, personas postradas en cama se levantaron, ciegos fueron sanados, sordos pudieron oír y personas paralizadas comenzaron a moverse mientras el poder sanador de Dios barría la tierra de Gosen. Dios estaba preparando a los israelitas, que se estimaban en uno a dos millones de personas, para su liberación de 430 años de esclavitud (**Éxodo 12:40**).

Salmos 105:37-43 / Reina Valera Actualizada (RVA – 2015)

[37] Los sacó con plata y oro, no hubo entre sus tribus enfermo. [38] Egipto se alegró de que salieran porque su terror había caído sobre ellos. [39] Extendió una nube por cortina; y fuego para alumbrar de noche. [40] Pidieron, e hizo venir codornices y los sació con pan del cielo. [41] Abrió la peña y fluyeron aguas; corrieron por los sequedales como río. [42] Porque se acordó de su santa promesa dada a su siervo Abraham. [43] Así sacó a su pueblo con gozo; con júbilo sacó a sus escogidos.

Cuando Adán pecó y fue expulsado del jardín, el plan de salvación para la humanidad entró en efecto. Dios había levantado a Abraham y había hecho un pacto con él para convertirlo en el padre de los israelitas; pero pasarían 430 años hasta que se convirtieran en una nación y en un pueblo libre.

Los israelitas estaban a punto de embarcarse en lo que se suponía que sería un corto viaje por el desierto y luego hacia la tierra prometida de Canaán; sin embargo, el comienzo de ese viaje los llevaría desde Egipto y a través del Mar Rojo. ¿Puedes imaginar lo difícil que habría sido cargar a personas enfermas, cojas e inmóviles en carros y viajar por el desierto?

Muchas de estas personas estaban débiles y enfermas. ¿Imaginas cuáles serían todos los efectos de la esclavitud en sus cuerpos? Desde el amanecer hasta el atardecer, estaban realizando un duro trabajo manual, quebrantador de espaldas. Habrían tenido problemas relacionados con la edad, problemas relacionados con el trabajo, espaldas y músculos tensos, problemas articulares e incluso lesiones permanentes debido a sus tareas laborales, y esto sin incluir ninguna enfermedad común que hubiera estado presente en todo Egipto. ¡La noche en que los israelitas participaron de la cena de la Pascua fue una noche milagrosa para ellos! Imagina que posiblemente más de un millón de personas fueron sanadas instantáneamente y fortalecidas al instante. Incluso las personas mayores, su juventud fue renovada y ningún israelita salió de Egipto débil o enfermo.

A través de la cena de la Pascua, Dios estaba revelando un tipo y sombra de Jesús como el precioso Cordero sacrificial que vendría, el que se encargaría del problema del pecado y así eliminaría toda enfermedad. ¿Alguna vez has pensado en esto? Los israelitas comieron de un cordero sin mancha, una representación de Jesús, y el resultado fue ser sanados y fortalecidos instantáneamente.

Éxodo 12:1-13 / Reina Valera Actualizada (RVA – 2015)
[1] El SEÑOR habló a Moisés y a Aarón en la tierra de Egipto, diciendo: [2] —Este mes será para ustedes el principio de los meses; será para ustedes el primero de los meses del año. [3] Hablen a toda la congregación de Israel, diciendo que el diez de este mes cada uno tome para sí un cordero en cada casa paterna, un cordero por familia. [4] Si la familia es demasiado pequeña como para comer el cordero, entonces lo compartirán él y su vecino de la casa inmediata, de acuerdo con el número de las personas. Según la cantidad que ha de comer cada uno, repartirán el cordero. [5] El cordero será sin defecto, macho de un año; tomarán un cordero o un cabrito. [6] Lo habrán de guardar hasta el día catorce de este mes, cuando lo degollará toda la congregación del pueblo de Israel al atardecer. [7] Tomarán parte de la sangre y la pondrán en los dos postes y en el dintel de las puertas de las casas en donde lo han de comer. [8] Aquella misma noche comerán la carne, asada al fuego. La comerán con panes sin levadura y con hierbas amargas. [9] No

comerán del cordero nada crudo ni cocido en agua; sino asado al fuego, con su cabeza, sus piernas y sus entrañas. [10] Nada dejarán de él hasta la mañana. Lo que quede hasta la mañana habrán de quemarlo en el fuego. [11] Así lo habrán de comer: con sus cintos ceñidos, puestas las sandalias en sus pies y con su bastón en la mano. Lo comerán apresuradamente; es la Pascua del SEÑOR. [12] »La misma noche yo pasaré por la tierra de Egipto y heriré de muerte a todo primogénito en la tierra de Egipto, tanto de los hombres como del ganado. Así ejecutaré actos justicieros contra todos los dioses de Egipto. Yo, el SEÑOR. [13] »La sangre les servirá de señal en las casas donde estén. Yo veré la sangre y en cuanto a ustedes pasaré de largo y cuando castigue la tierra de Egipto, no habrá en ustedes ninguna plaga para destruirlos.

Esta fue una noche masiva de milagros que tuvo lugar debido a la participación en la cena de la Pascua, que era simbólica de Jesús. El comer del cordero proporcionaría sanidad y salud instantáneas para ellos, y la sangre sobre sus puertas mantendría alejado al ángel de la muerte.

Los israelitas tenían una misión que cumplir y Dios los necesitaba saludables y prósperos. No solo eso, Dios quería mostrarles una vida mejor: una vida satisfecha en la que Dios fuera su Proveedor.

Éxodo 15:26 / Reina Valera Actualizada (RVA – 2015)
[26] Si escuchas atentamente la voz del SEÑOR tu Dios y haces lo recto ante sus ojos; si prestas atención a sus mandamientos y guardas todas sus leyes, ninguna enfermedad de las que envié a Egipto te enviaré a ti, porque yo soy el SEÑOR tu sanador.

En **Éxodo 15**, encontramos que los israelitas acaban de cruzar el Mar Rojo y han presenciado la destrucción del ejército de Faraón. Dios había liberado milagrosamente a los israelitas de las manos de Faraón y de más de cuatrocientos años de esclavitud. La liberación de los israelitas de Egipto y el cruce del Mar Rojo es lo que se considera un tipo y sombra de la salvación en la Biblia. Muy simplemente, un tipo y sombra es como una predicción profética de eventos futuros en el plan de Dios y en este caso, Dios nos está mostrando un ejemplo de cómo sería la salvación en Cristo.

Dios libera a los israelitas de la esclavitud, derrota a su antiguo amo y luego revela una característica maravillosa sobre su relación: ¡Dios va a ser su sanador! La palabra "**sanar**" es la palabra hebrea *"rapha"*, que literalmente significa "sanador, médico de hombres". Básicamente, Dios les estaba diciendo: **"¡Oigan, quiero que sepan que a partir de ahora, yo seré su médico y los mantendré saludables!"** Piénsalo: tan pronto como Dios los salvó, les reveló que Él sería su Sanador. Dios podría haberles revelado todo tipo de cosas maravillosas sobre Él mismo a los israelitas, pero eligió mostrarles que ya no tendrían que depender de nadie más para sanar sino de Él. Esto suena genial, pero cuando leemos **Éxodo 15:26** en su contexto completo, descubrimos que este pacto que Dios estaba haciendo con los israelitas es aún mejor de lo que pensábamos.

> **Éxodo 15:22-26 / Reina Valera Actualizada (RVA – 2015)**
> 22 E hizo Moisés que partiese Israel del Mar Rojo, y salieron al desierto de Shur; y anduvieron tres días por el desierto sin hallar agua. 23 Y llegaron a Mara, y no pudieron beber las aguas de Mara, porque eran amargas; por eso le pusieron el nombre de Mara.[a] 24 Entonces el pueblo murmuró contra Moisés, y dijo: ¿Qué

hemos de beber? [25] Y Moisés clamó a Jehová, y Jehová le mostró un árbol; y lo echó en las aguas, y las aguas se endulzaron. Allí les dio estatutos y ordenanzas, y allí los probó; [26] y dijo: Si oyeres atentamente la voz de Jehová tu Dios, e hicieres lo recto delante de sus ojos, y dieres oído a sus mandamientos, y guardares todos sus estatutos, ninguna enfermedad de las que envié a los egipcios te enviaré a ti; porque yo soy Jehová tu sanador.

La mayoría de las personas pasan por alto la asombrosa obra que Dios hizo aquí cuando se reveló como su Sanador. Los israelitas se enfrentaron inmediatamente a un dilema después de cruzar el Mar Rojo y entrar en el desierto. Después de tres días en el desierto, no tenían agua; luego, llegaron a las aguas de Mara, pero encontraron que no eran potables. ¿Qué hizo Dios entonces? Dios sanó las aguas.

¿Lo ves? Dios no estaba simplemente sanando el cuerpo. Dios no estaba curando el problema. *Dios sanó la fuente del problema* y luego dijo: "**¡Yo soy tu Médico!**" Tienes que entender esto. Dios no prometía sanar su cuerpo; Dios prometía que no se enfermarían. Dios prometía que mientras no pecaran, no se enfermarían. ¡La versión de Dios de "**Jehová Rapha**" no era sanarte de la enfermedad, sino sanarte de la fuente de la enfermedad! Jehová Rapha se ha enseñado como un programa de seguro de salud que cuando te enfermas, Dios te sanará, pero eso no es lo que Dios estaba revelando. Esto no era un programa de seguro de salud. El seguro de salud no evita que te enfermes; está ahí para cuando te enfermas. Pero Dios les estaba diciendo que mientras no pecaran, no se enfermarían. Su falta de pecado permitiría que Dios interviniera y evitara que la enfermedad fluyera en sus vidas.

Recuerda, los israelitas no sabían nada acerca de Dios más allá del hecho de que los había liberado a través de señales y maravillas en Egipto a través de las plagas y luego a través de la división del Mar Rojo. Durante más de cuatrocientos años, habían vivido en una tierra pagana, llena de todo tipo de brujería, hechicería y magia. Todo lo que los israelitas conocían era el estilo de vida egipcio y la dependencia de sus sistemas mundiales para sobrevivir y vivir... incluyendo en el área de la atención médica.

Después de salvar milagrosamente a los israelitas de su enemigo y sacarlos con toda la riqueza de Egipto, Dios aborda la otra necesidad principal en la vida: la salud. ¿Alguna vez has pensado en cuáles son las dos necesidades principales en la vida? En la vida, las dos necesidades fundamentales son la salud y la riqueza. Cuando estas dos áreas de tu vida no son un problema, no hay mucho que pueda detenerte para alcanzar tus sueños y metas. Dios inmediatamente se encargó del tema de la riqueza y luego del tema de la salud. Dios estaba revelando que ya no tenían que depender del sistema mundial ni del gobierno para su atención médica. Dios estaba mostrando a los israelitas que en este pacto que hizo con ellos, mientras hicieran lo que debían hacer, la dolencia y las enfermedades no serían un factor en sus vidas.

Si continúas leyendo en **Éxodo** sobre la gracia de Dios que estaba derramando sobre los israelitas, encontramos en **Éxodo 23** que la provisión de Dios para la sanidad era aún más sorprendente de lo que pensábamos.

Éxodo 23:20-26 / Reina Valera Actualizada (RVA – 2015)
20 "He aquí, yo envío un ángel delante de ti, para que te guarde en el camino y te lleve al lugar que yo he preparado. 21 Guarda tu conducta delante de él y

escucha su voz. No lo resistas, porque él no perdonará la rebelión de ustedes, pues mi nombre está en él. [22] Pero si en verdad escuchas su voz y haces todo lo que yo te diga, seré enemigo de tus enemigos y adversario de tus adversarios. [23] Porque mi ángel irá delante de ti y te llevará a la tierra de los amorreos, heteos, ferezeos, cananeos, heveos y jebuseos, y yo los destruiré. [24] No te inclinarás ante sus dioses ni les rendirás culto, ni harás como ellos hacen. Más bien, los destruirás del todo y romperás por completo sus piedras rituales. [25] Pero servirás al SEÑOR tu Dios, y él bendecirá tu pan y tu agua. Yo apartaré las enfermedades de en medio de ti. [26] No habrá en tu tierra mujer que aborte ni mujer estéril. Al número de tus días yo daré plenitud.

¿Ves lo increíble que es esto? ¡Mira la promesa de Dios con respecto a su salud! Siempre que sirvan a Dios y sigan sus mandamientos, Dios promete lo siguiente:

1. Bendeciré tu alimento.
2. Quitaré de en medio de ti toda enfermedad.
3. Nadie tendrá abortos.
4. Nadie será estéril.
5. Vivirás todos tus días.

Ahora recuerda: los israelitas eran pecadores, pero tenían un pacto con Dios. No eran salvos, justificados, ni llenos del Espíritu Santo. No tenían una Biblia y no iban a la iglesia. Habían sido esclavos durante cientos de años mientras llevaban un estilo de vida pagano. Lo normal para su vida antes de Dios era la enfermedad, la dolencia, la pobreza, los abortos espontáneos, las personas que quedaban cojas, incapaces de tener hijos y morían jóvenes... muy parecido a lo que es hoy en día en nuestro mundo actual. Cuando se trataba de problemas de salud, no tenían a Dios para buscar ayuda; su ayuda provenía de medicinas y magia egipcias. Ahora, los israelitas estaban siendo introducidos a una nueva forma de vivir en su nueva vida con Dios. Dios no solo prometió ser su Sanador deteniendo el flujo de enfermedades de sus vidas, Dios llevó esta promesa un poco más allá: "**¡Quitaré la enfermedad de en medio de ustedes!**" ¡Dios les dice que no solo la enfermedad no podrá tocarlos, sino que se asegurará de que ni siquiera se acerque a ustedes! ¡Dios literalmente les promete a los israelitas que mientras lo sirvan, nunca volverán a enfermarse, nunca más tendrán un aborto espontáneo, podrán tener tantos hijos como deseen y nunca morirán jóvenes! Amigo, ¿ves qué promesa tan increíble es esta... y esto era parte del Antiguo Pacto! Imagina que te digan que mientras sirvas a Dios, nunca más tendrás que estar enfermo. ¿Imagina estar embarazada y saber que mientras sirvas a Dios, este bebé en el vientre nacerá a término y completamente sano y en plenitud? ¿Imagina que te digan que ser estéril no es posible? ¿Imagina que te digan que mientras sirvas a Dios, nunca tendrás que temer morir joven?

Piensa en los miedos con los que la gente vive hoy en día con respecto a su salud. Ahora piensa en esos miedos siendo eliminados instantáneamente porque sabes que nunca volverán a ser un problema el resto de tu vida. ¿No sería increíble?

Dios les estaba mostrando lo que estaría disponible para ellos bajo un pacto con Él. Las medicinas, la brujería y los médicos de los egipcios eran el único conocimiento que tenían para ser sanados de enfermedades, pero Dios les estaba mostrando algo aún mejor. Con su pacto, a través de su obediencia, el flujo de la muerte sería detenido temporalmente y como resultado, serían intocables por la enfermedad o cualquier otro problema de salud y nunca morirían jóvenes.

Capítulo 3

SANIDAD BAJO
EL ANTIGUO PACTO

A medida que continuamos examinando las promesas de Dios a los israelitas, llegamos a **Deuteronomio 7**. Aquí encontramos algunas de las mismas promesas condicionales de ser librados de la enfermedad que se basaban en la obediencia a su pacto con Dios.

Deuteronomio 7:12-16 /
Reina Valera Actualizada (RVA – 2015)

[12] Y será que por haber obedecido estos decretos, por guardarlos y ponerlos por obra, el SEÑOR tu Dios guardará para contigo el pacto y la misericordia que juró a tus padres. [13] Él te amará, te bendecirá y te multiplicará. También bendecirá el fruto de tu vientre y el fruto de tu tierra, tu grano y tu vino nuevo y tu aceite, la cría de tus vacas y el aumento de tus ovejas, en la tierra que juró a tus padres que te daría. [14] Serás más bendecido que todos los pueblos; no habrá hombre ni mujer estéril en medio de ti ni habrá estéril entre tus animales. [15] El SEÑOR quitará de ti toda dolencia y todas las terribles enfermedades de Egipto, que tú conoces. No las pondrá sobre ti; más bien, las pondrá sobre todos los que te aborrecen. [16] "Destruirás todos los pueblos que el SEÑOR tu Dios entrega en tus manos. Tu ojo no les tendrá lástima ni rendirás culto a sus dioses, porque eso te sería motivo de tropiezo.

¿Estás viendo el lenguaje común que se utiliza bajo las promesas del Antiguo Pacto de sanidad: **"Si haces esto... entonces Yo haré esto..."**? Básicamente, se reduce a lo mismo. Mientras no pequen, la enfermedad no puede tocarlos. ¿Por qué? El pecado era la fuente del problema. Mientras no pecaran, Dios podía mantener fuera de sus vidas el flujo de la enfermedad. Una y otra vez a lo largo del Antiguo Pacto, vemos las promesas de sanidad ligadas a la obediencia de los israelitas. En **Deuteronomio 7**, Dios les dice a los israelitas que mientras escuchen y obedezcan sus mandamientos, Dios cumplirá su parte del pacto, que incluye lo siguiente:

1. Bendeciré el fruto de tu vientre.
2. No habrá estéril entre ustedes ni entre sus animales.
3. Dios quitará toda enfermedad de tu medio.
4. Serás bendecido financieramente.

Quiero que veas lo que Dios ha hecho por ellos porque, en última instancia, todo esto se remonta al mandato original de Dios que se encuentra en **Génesis 1**.

Génesis 1:26-28 /
Reina Valera Actualizada (RVA – 2015)
[26] Entonces dijo Dios: "Hagamos al hombre a nuestra imagen, conforme a nuestra semejanza, y tenga dominio sobre los peces del mar, las aves del cielo, el ganado, y en toda la tierra, y sobre todo animal que se desplaza sobre la tierra". [27] Creó, pues, Dios al hombre a su imagen; a imagen de Dios lo creó; hombre y mujer los creó. [28] Dios los bendijo y les dijo: "Sean fecundos y multiplíquense. Llenen la tierra; sojúzguenla y tengan dominio sobre los peces del mar, las aves del cielo y todos los animales que se desplazan sobre la tierra".

Yo llamo a esto la "**gran comisión original**". La comisión de Dios para el hombre fue "**Sean fructíferos y multiplíquense; llenen la tierra y sométanla**". ¿Cómo puedes ser fructífero y multiplicarte en la tierra cuando eres estéril y no puedes tener hijos? ¿Cómo puedes recorrer la tierra sin dinero? ¿Cómo puedes cumplir esto estando enfermo? ¡Necesitas salud y necesitas riqueza para cumplir la comisión!

Después de que Adán pecara en el jardín, vino la maldición sobre la tierra. Como resultado de la maldición, la enfermedad, la esterilidad y muchas otras cosas malas vinieron sobre la tierra y todos los que nacieron después de Adán.

Por eso Dios hizo un pacto con los israelitas. No solo les estaba mostrando su necesidad de un Salvador, sino que Dios también los estaba poniendo en una posición para ser fructíferos, multiplicarse, llenar la tierra y someterla... ¡Aunque Jesús no vendría en Su ministerio terrenal por aproximadamente otros 1500 años! ¡El antiguo pacto fue la gracia de Dios para poner a los israelitas en una posición en la que inclusive cumplieran la comisión!

En **Deuteronomio 28,** Dios se vuelve extremadamente específico sobre las bendiciones y las maldiciones de la ley. Si alguna vez hubo alguna pregunta sobre lo que estaba disponible bajo el Antiguo Pacto, este capítulo en la Biblia responde a todas ellas.

Deuteronomio 28:1-14 /
Reina Valera Actualizada (RVA – 2015)
[1] "Y sucederá que si escuchas diligentemente la voz del SEÑOR tu Dios, procurando poner por obra todos sus mandamientos que yo te mando hoy, también el SEÑOR tu Dios te enaltecerá sobre todas las naciones de la tierra. [2] Cuando obedezcas la voz del SEÑOR tu

Dios, vendrán sobre ti todas estas bendiciones, y te alcanzarán: ³ "Bendito serás en la ciudad, y bendito en el campo. ⁴ "Benditos serán el fruto de tu vientre, el fruto de tu tierra y el fruto de tu ganado, la cría de tus vacas y el aumento de tus ovejas. ⁵ "Benditas serán tu canasta y tu artesa de amasar. ⁶ "Bendito serás al entrar, y bendito al salir. ⁷ "El SEÑOR hará que tus enemigos que se levanten contra ti sean derrotados delante de ti. Por un camino saldrán hacia ti, y por siete caminos huirán de ti. ⁸ "El SEÑOR mandará bendición a tus graneros y a todo lo que emprenda tu mano. Él te bendecirá en la tierra que el SEÑOR tu Dios te da. ⁹ Si guardas los mandamientos del SEÑOR tu Dios y andas en sus caminos, el SEÑOR te confirmará como pueblo santo suyo, como te ha jurado. ¹⁰ Todos los pueblos de la tierra verán que eres llamado por el nombre del SEÑOR, y te temerán. ¹¹ "El SEÑOR hará que sobreabundes en bienes, en el fruto de tu vientre, en el fruto de tus animales y en el fruto de tu campo, en la tierra que el SEÑOR juró a tus padres que te daría. ¹² Él te abrirá su buen tesoro, los cielos, para dar lluvia a tu tierra en su tiempo y para bendecir toda la obra de tus manos. Tú darás prestado a muchas naciones, pero tú no pedirás prestado. ¹³ "Si obedeces los mandamientos del SEÑOR tu Dios que yo te mando hoy para que los guardes y cumplas, el SEÑOR te pondrá como cabeza y no como cola. Estarás encima, nunca debajo. ¹⁴ "No se aparten de todas las palabras que yo les mando hoy ni a la derecha ni a la izquierda, para ir tras otros dioses a fin de rendirles culto.

En esta primera parte de **Deuteronomio 28**, Dios revela las bendiciones de su obediencia. Observa todo lo que esto implica:

1. Tu cuerpo será bendecido.
2. Tu negocio será bendecido.
3. Tu comida será bendecida.
4. Favor con el mundo.
5. Acceso a los recursos del Cielo.
6. Protección de todo daño.
7. Todo en lo que pongas tus manos será bendecido.
8. Serás prestamista y no deudor.
9. Nunca serás esclavo de otro sistema.
10. El mundo te temerá porque reconocen que eres de Dios.

Ahora, el propósito de la ley básicamente era mostrarles a los israelitas que eran personas pecadoras y necesitaban un Salvador (**Gálatas 3:19**), pero simplemente porque la ley no podía cumplirse, no significaba que Dios intentara castigarlos. ¡Hay tanta gracia fluyendo de Dios, incluso en el Antiguo Pacto! ¡Dios no intentaba retener Sus bendiciones! La ley revelaba que no eran lo suficientemente buenos y eran injustos, pero la ley también revelaba los beneficios de la Bendición y su necesidad última de un Salvador.

Dios estaba poniendo una elección ante los israelitas: podrían tener **Deuteronomio 28:1-14** o podrían tener el resto de **Deuteronomio 28**... ¡y amigo, no querrías el resto de **Deuteronomio 28**! ¡Mira algunas de las maldiciones que se enumeran en **Deuteronomio 28:15-68**, no son bonitas!

Deuteronomio 28:15-20 /
Reina Valera Actualizada (RVA – 2015)
15 "Pero si no escuchas la voz del SEÑOR tu Dios a fin de procurar poner por obra todos sus mandamientos y sus estatutos que yo te mando hoy, todas estas maldiciones vendrán sobre ti y te alcanzarán: 16 "Maldito serás en la ciudad, y maldito en el campo. 17 "Malditas serán

tu canasta y tu artesa de amasar. [18] "Malditos serán el fruto de tu vientre y el fruto de tu tierra, la cría de tus vacas y el aumento de tus ovejas. [19] "Maldito serás al entrar, y maldito al salir. [20] "El SEÑOR enviará contra ti maldición, turbación y reprensión en todo lo que emprenda tu mano, hasta que seas destruido y perezcas rápidamente a causa de la maldad de tus hechos, por los cuales me habrás abandonado.

Como puedes ver, las maldiciones no eran bonitas, pero a medida que continúas leyendo lo que todas las maldiciones implicaban, especialmente en el área de enfermedades y dolencias, se vuelve realmente malo...

Deuteronomio 28:21-22, 27-28 /
Reina Valera Actualizada (RVA – 2015)

[21] "El SEÑOR hará que se te pegue la peste hasta acabar contigo en la tierra a la cual entras para tomarla en posesión. [22] El SEÑOR te herirá con tisis, con fiebre, con inflamación, con calor sofocante, con sequía, con tizón y con hongos, los cuales te perseguirán hasta que perezcas. [27] "El SEÑOR te afligirá con sarpullido de Egipto, con tumores, con sarna y con comezón, de los que no puedas ser sanado. [28] "El SEÑOR te afligirá con locura, con ceguera y con confusión de la mente.

Comenzando en el **versículo 21**, comenzamos a ver algunos detalles sobre esta enfermedad y dolencia que podrían venir como parte de la maldición: tisis (tuberculosis), fiebre, inflamación, úlceras, tumores, enfermedades de la piel e incluso problemas mentales. Observa, estas cosas no eran la voluntad de Dios ni se suponía que fueran normales para los israelitas. El pacto que Dios había hecho con Israel era ponerlos en una posición donde estas cosas nunca los tocaran.

Ahora, antes de seguir adelante (y créeme, los problemas de salud con la maldición empeoran aún más), quiero asegurarme de que entiendas que Dios no es el autor de todos estos problemas. Cuando leemos frases en el Antiguo Testamento como "**El Señor te golpeará con úlceras**", debemos entender que Dios permite estas cosas, no las causa. El Antiguo Testamento fue escrito en hebreo y en el hebreo, estas frases estaban escritas en tiempo permisivo, no causativo. Dios no está trayendo enfermedad y dolencia sobre las personas; eso es lo que hace satanás.

> **Hechos 10:38 / Reina Valera Actualizada (RVA – 2015)**
> 38 Me refiero a Jesús de Nazaret, y a cómo Dios le ungió con el Espíritu Santo y con poder. Él anduvo haciendo el bien y sanando a todos los oprimidos por el diablo, porque Dios estaba con él.

> **Lucas 13:15-16 / Reina Valera Actualizada (RVA – 2015)**
> 15 Entonces el Señor le respondió diciendo: —¡Hipócrita! ¿No desata cada uno de ustedes en sábado su buey o su asno del pesebre y lo lleva a beber? 16 Y esta, siendo hija de Abraham, a quien Satanás ha tenido atada por dieciocho años, ¿no debía ser librada de esta atadura en el día de sábado?

Observa en **Hechos 10:38** y en **Lucas 13:16** que fue satanás quien había atado y oprimido a las personas con enfermedades y dolencias. Jesús específicamente afirma en **Lucas 13** que satanás había atado a la mujer con su problema físico. Todo se reduce a esto: Dios permitirá en nuestra vida aquello que nosotros decidamos permitir. Para que Dios golpee a alguien con úlceras, tumores, cáncer, covid o cualquier otro problema, estaría operando en el mismo ámbito que satanás, y ese no es el caso. Por lo tanto, es importante cuando leemos en el Antiguo Testamento, especialmente sobre enfermedades, que entendamos que estas eran cosas que Dios permitiría que sucedieran a los israelitas debido a sus elecciones.

Continuemos leyendo **Deuteronomio 28**.

Deuteronomio 28:35, 58-61 /
Reina Valera Actualizada (RVA – 2015)
[35] "El SEÑOR te afligirá con úlcera maligna en las rodillas y en las piernas, y desde la planta de tu pie hasta tu coronilla, sin que puedas ser sanado. [58] "Si no cuidas de poner por obra todas las palabras de esta ley, escritas en este libro, temiendo este nombre grande y temible, el SEÑOR tu Dios, [59] entonces aumentará el SEÑOR asombrosamente tus plagas y las plagas de tus descendientes, plagas graves y crónicas, enfermedades malignas y crónicas. [60] Él traerá contra ti todas las enfermedades de Egipto, de las cuales tuviste miedo, y se te pegarán. [61] El SEÑOR también enviará sobre ti todas las enfermedades y todas las plagas que no están mencionadas en el libro de esta ley, hasta que seas destruido.

Justo cuando pensabas que era malo, Dios les dice en el **versículo 61** que toda enfermedad y dolencia que no se mencione, también vendrá sobre ellos hasta que mueran. ¡No puede ser peor que eso! Sin embargo, cuando lo miras desde otro ángulo, ¡esta es una noticia increíble!

¿Por qué? Porque si bajo la maldición, todas las enfermedades del planeta vendrán sobre ti, entonces bajo la Bendición, ¡no hay enfermedad que pueda tocarte! Cualquier enfermedad en la tierra, ya sea que esté escrita en la Ley o no, no podía afectar a los israelitas mientras obedecieran a Dios. Esto ciertamente sería un factor motivador para obedecer a Dios, ¿no crees?

Básicamente podrías resumir las bendiciones y las maldiciones en tres áreas principales: salud, riqueza y vida. Si obedecías los mandamientos de Dios, obtendrías las tres; si los desobedecías, perderías las tres. Para los israelitas, mientras no pecaran, eran intocables.

Espero que estés viendo que incluso en el Antiguo Pacto, los israelitas tenían una opción en lo que querían experimentar. Como esclavos de la maldición, Dios les estaba dando la oportunidad de experimentar una libertad condicional hasta que Jesús viniera como el Mesías.

Deuteronomio 30:14-20 /
Reina Valera Actualizada (RVA – 2015)

14 Ciertamente muy cerca de ti está la palabra, en tu boca y en tu corazón, para que la cumplas. 15 "Mira, pues, yo pongo hoy delante de ti la vida y el bien, la muerte y el mal, 16 con el fin de que ames al SEÑOR tu Dios, de que andes en sus caminos y de que guardes sus mandamientos, sus estatutos y sus decretos, que yo te mando hoy. Entonces vivirás y te multiplicarás, y el SEÑOR tu Dios te bendecirá en la tierra a la cual entras para tomarla en posesión. 17 Pero si tu corazón se aparta y no obedeces; si te dejas arrastrar a inclinarte ante otros dioses y les rindes culto, 18 yo les declaro hoy que de cierto perecerán. No prolongarán sus días en la tierra a la cual, cruzando el Jordán, entrarán para tomarla en posesión. 19 "Llamo hoy por testigos contra ustedes a los cielos y a la tierra, de que he puesto delante de ustedes la vida y la muerte, la bendición y la maldición. Escoge, pues, la vida para que vivas, tú y tus descendientes, 20 amando al SEÑOR tu Dios, escuchando su voz y siéndole fiel. Porque él es tu vida y la prolongación de tus días, para que habites en la

tierra que el SEÑOR juró que había de dar a tus padres Abraham, Isaac y Jacob".

Observa esta declaración: "**Hoy pongo delante de ti la vida y el bien, la muerte y el mal**". ¡Esto se trata de elección! Incluso en medio de ser esclavos de la maldición, el pacto que Dios estaba proporcionando a los israelitas les devolvía su capacidad de elegir: vida o muerte; enfermedad o salud.

Por favor, no olvides que estamos hablando del Antiguo Pacto aquí. Este era un pacto entre Dios y los hijos de Israel. Ellos no eran salvos; eran pecadores con un pacto basado en la sangre de animales y un sacerdote que los representaría ante Dios una vez al año. A pesar de su estado pecaminoso, una parte importante de su pacto con Dios era esta: "**Haz lo que te digo y nunca estarás enfermo un día en tu vida**".

Dios siempre quiso que su pueblo estuviera apartado del mundo; que estuviera en el mundo pero no fuera del mundo. Todo el mundo estaba sujeto a la enfermedad. ¿Cómo haría que los israelitas parecieran grandes a los ojos del mundo si tenían las mismas experiencias que el resto del mundo? El pueblo de Dios siempre debía ser "**pueblo apartado**", no solo en nombre, sino también por experiencia.

Al continuar examinando el plan de atención médica de Dios bajo el Antiguo Pacto, llegamos al **Salmo 91**, que es un poderoso pasaje de las Escrituras inspirado por el Espíritu Santo y escrito por el rey David.

Salmos 91 / Nueva Traducción Viviente (NTV)
[1] Los que viven al amparo del Altísimo encontrarán descanso a la sombra del Todopoderoso. [2] Declaro lo siguiente acerca del Señor: Solo él es mi refugio, mi

lugar seguro; él es mi Dios y en él confío. ³ Te rescatará de toda trampa y te protegerá de enfermedades mortales. ⁴ Con sus plumas te cubrirá y con sus alas te dará refugio. Sus fieles promesas son tu armadura y tu protección. ⁵ No tengas miedo de los terrores de la noche ni de la flecha que se lanza en el día. ⁶ No temas a la enfermedad que acecha en la oscuridad, ni a la catástrofe que estalla al mediodía. ⁷ Aunque caigan mil a tu lado, aunque mueran diez mil a tu alrededor, esos males no te tocarán. ⁸ Simplemente abre tus ojos y mira cómo los perversos reciben su merecido. ⁹ Si haces al Señor tu refugio y al Altísimo tu resguardo, ¹⁰ ningún mal te conquistará; ninguna plaga se acercará a tu hogar. ¹¹ Pues él ordenará a sus ángeles que te protejan por donde vayas. ¹² Te sostendrán con sus manos para que ni siquiera te lastimes el pie con una piedra. ¹³ Pisotearás leones y cobras; ¡aplastarás feroces leones y serpientes bajo tus pies! ¹⁴ El Señor dice: «Rescataré a los que me aman; protegeré a los que confían en mi nombre. ¹⁵ Cuando me llamen, yo les responderé; estaré con ellos en medio de las dificultades. Los rescataré y los honraré. ¹⁶ Los recompensaré con una larga vida y les daré mi salvación».

En el **Salmo 91**, encontramos las mismas verdades poderosas del plan de atención médica de Dios bajo el Antiguo Pacto. Las promesas del **Salmo 91** se pueden resumir así: mientras confíes en Mí, serás intocable. En los **versículos 6-7**, Dios dice: "No temas a la enfermedad que acecha en la oscuridad, ni a la catástrofe que estalla al mediodía. Aunque caigan mil a tu lado, aunque mueran diez mil a tu alrededor, esos males no te tocarán". ¡Imagina estar en medio de una pandemia y ver morir a personas a tu alrededor, pero estar tranquilo sabiendo que la enfermedad no puede tocarte! Observa: no es que la *enfermedad no te tocará*,

¡es que *no puede tocarte*! ¡Imagina si la Iglesia caminara así hoy! ¿Puedes imaginar qué tipo de testimonio sería para el mundo?

Luego continúa diciendo en los **versículos 9-11:** "Si haces al Señor tu refugio y al Altísimo tu resguardo, ningún mal te conquistará; ninguna plaga se acercará a tu hogar. Pues él ordenará a sus ángeles que te protejan por donde vayas." ¿Lo ves? *Una vez más, estas no son promesas de que Dios los sanará; ¡son todas promesas de que la enfermedad no los tocará!* Ningún mal puede conquistarte y ninguna plaga se acercará a tu hogar, ¡y cuando salgas de tu hogar, sus ángeles te protegerán en todas partes a donde vayas! ¡Este pacto que Dios hizo con los israelitas los hizo intocables!

Por grande que fuera esta promesa, hay una diferencia clave que quiero que notes en el **Salmo 91** en comparación con todos los pasajes anteriores que hemos visto en el Antiguo Testamento. Antes del **Salmo 91**, las promesas estaban basadas en una condición: haz todo lo que te digo que hagas. Cuando llegamos al **Salmo 91**, el lenguaje cambia un poco. En lugar de decir "Si haces todo lo que te digo que hagas", cambia a "Si pones al Altísimo por tu lugar/refugio/habitación". En realidad, vemos una transición que se produce de la obediencia a la confianza. El **Salmo 91** era para los israelitas, pero también creo que era un salmo profético que miraba hacia el Nuevo Pacto de gracia en Cristo.

Aunque no se nos dice quién es el autor del **Salmo 91**, personalmente creo que fue el mismo rey David. Cuando miramos el Antiguo Testamento, es evidente ver que David fue un tipo y sombra de Jesucristo. Tanto David como Jesús eran de la misma línea física, ambos de la tribu de Judá, ambos nacidos en Belén, y Jesús fue el cumplimiento de la promesa de Dios a David de que uno de los suyos sería rey para siempre. Cuando miras la vida de David, puedes ver que él priorizaba la relación con Dios por encima de las reglas. Debido a esta relación y su amor por Dios, David no solo como rey sino también profeta, declaró algunas verdades verdaderamente transicionales sobre Dios y sus pactos. No solo vemos esto en el **Salmo 91**, sino también en el **Salmo 103**.

> **Salmos 103:1-5 / Reina Valera Actualizada (RVA – 2015)**
> [1] Bendice, oh alma mía, al SEÑOR. Bendiga todo mi ser su santo nombre. [2] Bendice, oh alma mía, al SEÑOR y no olvides ninguno de sus beneficios. [3] Él es quien perdona todas tus iniquidades, el que sana todas tus dolencias, [4] el que rescata del hoyo tu vida, el que te corona de favores y de misericordia, [5] el que sacia con bien tus anhelos de modo que te rejuvenezcas como el águila.

En el **Salmo 103**, el salmista nos ofrece el paquete de beneficios de Dios: perdón, sanidad, protección y provisión, y sin embargo, este no era un paquete de beneficios del Antiguo Pacto. Bajo el Antiguo Pacto, no había perdón de pecados, sino solo el cubrimiento de pecados. Esta fue la razón por la que los israelitas tenían que presentarse una vez al año para la expiación de sus pecados (**Éxodo 30:30**). Este paquete de beneficios fue una declaración profética de los beneficios de la salvación mediante la sangre de Jesucristo.

Podríamos resumirlo simplemente con una palabra: *salvación*. La palabra *salvación* en griego significa liberación, salud, seguridad, protección, preservación, prosperidad. La mayoría de las personas piensan que la salvación se trata solo del perdón y de ir al cielo… ¡pero la salvación es mucho más! Hay una conexión directa entre el perdón del pecado, la sanidad, la protección y la provisión. Lo vemos en la palabra *salvación* pero también lo vemos en el **Salmo 103**. La razón por la que esto es importante es porque en el **Salmo 103**, no vemos ninguna mención de la maldición o de la obediencia a la ley y los juicios de Dios. Lo primero que se nos dice es **"Bendice al Señor, oh alma mía, que perdona todas tus iniquidades"**. ¡Cuando llegó el perdón, hubo una oleada de beneficios por venir!

No solo vendría la sanidad por el perdón, sino que también se nos dice que nuestra juventud será renovada como la del águila. ¿Alguna vez te has preguntado sobre eso? La mayoría de los águilas mudan sus plumas una vez al año. Estas nuevas plumas permiten que el águila reemplace las plumas gastadas o dañadas para que puedan mantenerse en óptimas condiciones. Solo porque envejecemos no significa que debamos desgastarnos. Recuerda, Moisés vivió hasta los ciento veinte años y aún conservaba su fuerza y vista. Cuando Caleb tenía ochenta años, le dijo a Josué: **"Sigo siendo tan fuerte hoy como lo era cuando tenía cuarenta... ¡Dame mi montaña!"**

Josué 14:7-12 / Reina Valera Actualizada (RVA – 2015)
[7] Yo tenía cuarenta años cuando Moisés, siervo del SEÑOR, me envió de Cades-barnea para espiar la tierra. Yo le traje el informe como lo sentía en mi corazón. [8] Mis hermanos que habían ido conmigo descorazonaron al pueblo, pero yo seguí al SEÑOR mi Dios con integridad. [9] Aquel día Moisés juró diciendo: "La tierra que pisó tu pie será para ti y para tus hijos como heredad perpetua, porque seguiste al SEÑOR mi Dios con integridad". [10] Ahora bien, he aquí que el SEÑOR me ha conservado la vida, como él dijo, estos cuarenta y cinco años desde el día que el SEÑOR habló estas palabras a Moisés, cuando Israel caminaba por el desierto. Ahora, he aquí que tengo ochenta y cinco años; [11] pero aún estoy tan fuerte como el día en que Moisés me envió. Como

era entonces mi fuerza, así es ahora mi fuerza para la guerra, tanto para salir como para entrar. [12] Dame, pues, ahora esta parte montañosa de la cual habló el SEÑOR aquel día, porque tú oíste aquel día que los anaquitas viven allí y que hay ciudades grandes y fortificadas. ¡Si el SEÑOR está conmigo, yo los echaré, como el SEÑOR ha dicho!

¿Cuántas personas en sus ochenta años conoces que aún buscan desafíos y siguen siendo tan fuertes como lo eran en sus cuarenta? Sin embargo, aquí vemos a un hombre —pecador, pero consciente de su pacto con Dios— y ¡mira lo que logró! ¿Debería haber algo menos para aquellos que son hijos de Dios? Si un pacto con Dios que detenía el flujo del pecado podía proporcionar juventud continua, ¿qué proporcionaría un pacto mejor?

En el **Salmo 103**, se nos da una declaración profética de algo que vendría a la humanidad y que sería mucho mejor que lo que Dios había proporcionado bajo el Antiguo Pacto. David profetizó algo mejor y algo mayor, no por el cubrimiento de pecados, sino por el perdón de pecados mediante la sangre y el sacrificio de Jesucristo.

Capítulo 4
UN MEJOR PACTO

La promesa de sanidad bajo el Antiguo Pacto era asombrosa. ¡Piénsalo! La promesa de Dios era simple: mientras hagas lo que te digo que hagas, nunca te enfermarás, nunca tendrás abortos, nunca te volverás débil y frágil y nunca morirás joven. Casi suena demasiado bueno para ser verdad, pero lo era. ¿Sabes qué suena aún más loco? ¡Escucha esto: la Biblia dice que debido al sacrificio de Jesús, tenemos un mejor pacto establecido sobre mejores promesas! Debido a Jesús, tenemos algo mejor que Moisés, Elías, David, Salomón y todos los demás que vivieron bajo el Antiguo Pacto.

Hebreos 8:6 / Reina Valera Actualizada (RVA – 2015)
⁶ Pero ahora Jesús ha alcanzado un ministerio tanto más excelente por cuanto él es mediador de un pacto superior, que ha sido establecido sobre promesas superiores.

Ahora, la pregunta lógica sería esta... si tenemos algo mejor, ¿por qué no lo estamos experimentando? Después de todo, ¿cuántos cristianos conoces que estén experimentando las promesas de sanidad al nivel del Antiguo Pacto?

¿Alguna vez has jugado al juego del teléfono roto? Si nunca has oído hablar de él, es bastante simple: reúnes a un gran grupo de personas y las alineas. Luego, le das a la primera persona un mensaje sencillo y le pides que lo transmita al siguiente. Este proceso continúa mientras cada persona en la fila transmite el mensaje a la persona que está al lado de ellos. Lo que sucede cada vez es que, cuando llegas al final de la línea de personas, descubres que el mensaje ha cambiado significativamente. ¿Cómo sucede? Poco a poco, el mensaje se ve ligeramente alterado por cada oyente hasta que el último mensaje no se parece en nada al mensaje original. ¿Cómo podría evitarse? Haciendo que el mensaje lo transmita siempre la primera persona. Apégate a la fuente y el mensaje permanecerá puro, independientemente de la época, la cultura o el lugar.

Cada persona escucha el mensaje de manera un poco diferente. Así como en el juego del teléfono, esto ha sucedido con el mensaje de sanidad. Lo que comenzó desde Jesús ha sido transmitido por muchos en los últimos dos mil años. En lugar de que el oyente solo escuche a Jesús, nos hemos permitido escuchar de múltiples oyentes y esto ha resultado en un mensaje distorsionado. La "escucha" se ve afectada por experiencias, antecedentes, perspectiva, creencias anteriores, denominaciones y una serie de otros factores.

El mensaje de sanidad que escuchamos hoy contiene grandes partes del mensaje de Jesús que lo hace sonar como Jesús, pero lo suficiente de la religión y del infierno como para evitar que experimentes lo que Jesús proporcionó. Solo se necesita un poco de levadura para arruinar toda la masa y eso es lo que tenemos hoy. ¿Cómo determinamos qué es verdad y qué es falso? Tenemos que dejar de lado todas nuestras creencias, experiencias y perspectivas y simplemente volver a ver lo que la Biblia dice.

Capítulo 5
UN PACTO
DE GRACIA

En el capítulo uno, analizamos brevemente lo que Dios hizo por los israelitas cuando los liberó de Egipto. Hay muchas cosas a lo largo del Antiguo Testamento que fueron tipos y sombras de salvación y, sin embargo, una de las más grandes, en mi opinión, es cuando Dios salvó a Israel de la esclavitud egipcia.

Salmos 105:37-43 / Reina Valera Actualizada (RVA – 2015)
[37] Los sacó con plata y oro; no hubo entre sus tribus enfermo. [38] Egipto se alegró de que salieran porque su terror había caído sobre ellos. [39] Extendió una nube por cortina; y fuego para alumbrar de noche. [40] Pidieron, e hizo venir codornices y los sació con pan del cielo. [41] Abrió la peña y fluyeron aguas; corrieron por los sequedales como río. [42] Porque se acordó de su santa promesa dada a su siervo Abraham. [43] Así sacó a su pueblo con gozo; con júbilo sacó a sus escogidos.

Lo que Dios hizo por los israelitas fue un tipo y sombra del Nuevo Pacto. Dios liberó a los israelitas y los hizo saludables y prósperos; sin embargo, nota la razón:

Salmos 105:42-43 / Reina Valera Actualizada (RVA – 2015)
[42] Porque se acordó de su santa promesa dada a su siervo Abraham. [43] Así sacó a su pueblo con gozo; con júbilo sacó a sus escogidos.

Como parte de su liberación, o podrías decir **"salvación"**, Dios los sanó. La sanidad no se basaba en las obras de los israelitas; la sanidad se basaba en la promesa que Dios hizo a Abraham. Esencialmente, su sanidad no se basaba en sus obras; se basaba en la fe de Abraham. En realidad, esto era la gracia de Dios en acción... incluso al principio del Antiguo Pacto. Dios estaba obrando en favor de los israelitas debido a su promesa a Abraham y a su descendencia.

> **Génesis 17:1-8 / Nueva Traducción Viviente (NTV)**
> [1] Cuando Abram tenía noventa y nueve años, el Señor se le apareció y le dijo: «Yo soy El-Shaddai, "Dios Todopoderoso". Sírveme con fidelidad y lleva una vida intachable. [2] Yo haré un pacto contigo, por medio del cual garantizo darte una descendencia incontable. [3] Al oír eso, Abram cayó rostro en tierra. Después Dios le dijo: [4] «Este es mi pacto contigo: ¡te haré el padre de una multitud de naciones! [5] Además, cambiaré tu nombre. Ya no será Abram, sino que te llamarás Abraham, porque serás el padre de muchas naciones. [6] Te haré sumamente fructífero. Tus descendientes llegarán a ser muchas naciones, ¡y de ellos surgirán reyes! [7] Yo confirmaré mi pacto contigo y con tus descendientes después de ti, de generación en generación. Este es el pacto eterno: yo siempre seré tu Dios y el Dios de todos tus descendientes, [8] y les daré a ti y a tus descendientes toda la tierra de Canaán, donde ahora vives como extranjero. Será posesión de ellos para siempre, y yo seré su Dios».

Dios hizo un pacto con Abraham que no solo se aplicaba a él, sino también a sus descendientes; la tierra de Canaán, la tierra prometida, formaba parte de esta promesa. Sin embargo, al observar a los israelitas, descubrimos que este pacto con

Abraham no solo se trataba de cosas materiales como tierra, oro y plata, sino que también incluía la sanidad.

Lucas 13:10-16 / Reina Valera Actualizada (RVA – 2015)
[10] Jesús enseñaba en una de las sinagogas en el sábado. [11] Y he aquí una mujer que tenía espíritu de enfermedad desde hacía dieciocho años andaba encorvada y de ninguna manera se podía enderezar. [12] Cuando Jesús la vio, la llamó y le dijo: - Mujer, quedas libre de tu enfermedad. [13] Puso las manos sobre ella, y al instante se enderezó y glorificaba a Dios. [14] Y respondiendo el principal de la sinagoga, enojado de que Jesús hubiera sanado en sábado, decía a la gente: - Seis días hay en la semana en los cuales se debe trabajar. Vengan, pues, en estos días y sean sanados, y no en el día de sábado. [15] Entonces el Señor le respondió diciendo: - ¡Hipócrita! ¿No desata cada uno de ustedes en sábado su buey o su asno del pesebre y lo lleva a beber? [16] Y esta, siendo hija de Abraham, a quien Satanás ha tenido atada por dieciocho años, ¿no debía ser librada de esta atadura en el día de sábado?

La respuesta de Jesús al líder de la sinagoga reveló que debido a su conexión con Abraham, ella tenía derecho a ser sanada. La promesa de Dios a Abraham era La Bendición, un empoderamiento para prosperar en todas las áreas de la vida.

La cultura de los israelitas estaba tan alejada de los días de Abraham que la cultura y las perspectivas de Egipto estaban arraigadas en ellos. Todo lo que conocían eran los dioses y prácticas de Egipto (¿cómo crees que supieron cómo hacer un becerro de oro?).

Antes de que Dios llevara a los israelitas a través del Mar Rojo hacia el desierto, los sanó milagrosamente después de que participaron en la cena de la Pascua. En **Éxodo 12**, Dios instituyó la cena de la Pascua como una ordenanza eterna para los israelitas.

Éxodo 12:5-13 / Nueva Traducción Viviente (NTV)
[5] El animal seleccionado deberá ser un macho de oveja o de cabra, de un año y que no tenga ningún defecto. [6] »Cuiden bien al animal seleccionado hasta la tarde del día catorce de este primer mes. Entonces toda la asamblea de la comunidad de Israel matará su cordero o cabrito al anochecer. [7] Después tomarán parte de la sangre y la untarán en ambos lados y en la parte superior del marco de la puerta de la casa donde comen el animal. [8] Esa misma noche, asarán la carne al fuego y la comerán acompañada de hojas verdes y amargas, y pan sin levadura. [9] No comerán nada de la carne ni cruda ni hervida en agua. Asarán al fuego el animal entero con la cabeza, las patas y las entrañas. 10 No dejen ninguna sobra para el día siguiente. Quemen todo lo que no hayan comido antes de la mañana. [11] »Estas son las instrucciones para cuando coman esa comida: estén totalmente vestidos, lleven puestas las sandalias y tengan su bastón en la mano. Coman de prisa, porque es la Pascua del Señor. [12] Esa noche pasaré por la tierra de Egipto y heriré de muerte a todo primer hijo varón y a la primera cría macho de los animales en la tierra de Egipto. Ejecutaré juicio contra todos los dioses de Egipto, ¡porque yo soy el Señor! [13] Pero la sangre sobre los marcos de las puertas servirá de señal para indicar las casas donde ustedes estén. Cuando yo vea la sangre, pasaré de largo. Esa plaga de muerte no los tocará a ustedes cuando yo hiera la tierra de Egipto.

Quiero que notes esto: después de comer el cordero sin mancha y poner la sangre en los postes de sus puertas, la muerte y la vida estaban ocurriendo en toda la tierra. Mientras los primogénitos de los egipcios morían, los primogénitos de aquellos cubiertos por la sangre eran salvados. No solo fueron salvados, nuevamente, descubrimos en el **Salmo 105** que todos los israelitas también fueron fortalecidos y sanados. Creo de todo corazón que hubo muchos gritos en los hogares israelitas; no eran gritos de tristeza, sino gritos de alegría extrema. ¿Por qué? Los milagros estaban ocurriendo mientras participaban en la cena de la Pascua. Debían comer la comida con los zapatos puestos, el bastón en la mano, el cinturón apretado y listos para dejar atrás a su enemigo, ese sistema egipcio mundano, para poder ir a su tierra prometida, pero no podían hacerlo enfermos, ciegos, cojos y mutilados. ¡Había un montón de gritos sucediendo! Más de un millón de esclavos israelitas, muchos con enfermedades, músculos y ligamentos tensos, dolor articular, discapacidades permanentes, lesiones relacionadas con el trabajo y problemas comunes debido a la edad, todo eso fue sanado instantáneamente esa noche mientras participaban de la cena de la Pascua.

No olvides que la cena de la Pascua fue un tipo de lo que iba a suceder a través de Jesús; Jesús era nuestro Cordero Pascual. Si estos milagros ocurrieron para los israelitas durante la cena de la Pascua, ¿qué crees que es posible para aquellos de nosotros bajo el Nuevo Pacto de Gracia?

> **1 Corintios 11:23-26 / Reina Valera Actualizada (RVA – 2015)**
> [23] Porque yo recibí del Señor la enseñanza que también les he transmitido: que el Señor Jesús, la noche en que fue entregado, tomó pan; [24] y habiendo dado gracias, lo partió y dijo: "Tomen, coman. Esto es mi cuerpo que por ustedes es partido. Hagan esto en memoria

de mí". [25] Asimismo, tomó también la copa después de haber cenado, y dijo: "Esta copa es el nuevo pacto en mi sangre. Hagan esto todas las veces que la beban en memoria de mí". [26] Todas las veces que coman este pan y beban esta copa, anuncian la muerte del Señor, hasta que él venga.

Creo que hemos pasado por alto este punto, pero la "salvación" y la sanidad de los israelitas no se basaban en sus obras. Este milagro fue algo que les sucedió a través de su fe en la palabra hablada por Dios, así como en el pacto que Dios hizo con Abraham.

Gálatas 3:13-18 / Reina Valera Actualizada (RVA – 2015)

[13] Cristo nos redimió de la maldición de la ley al hacerse maldición por nosotros (porque está escrito: Maldito todo el que es colgado en un madero), [14] para que la bendición de Abraham llegara por Cristo Jesús a los gentiles, a fin de que recibamos la promesa del Espíritu por medio de la fe. La verdadera descendencia de Abraham [15] Hermanos, hablo en términos humanos: Aunque un pacto sea de hombres, una vez ratificado, nadie lo cancela ni le añade. [16] Ahora bien, las promesas a Abraham fueron pronunciadas también a su descendencia. No dice: "y a los descendientes", como refiriéndose a muchos, sino a uno solo: y a tu descendencia, que es Cristo. [17] Esto, pues, digo: El pacto confirmado antes por Dios no lo abroga la ley, que vino cuatrocientos treinta años después, para invalidar la promesa. [18] Porque si la herencia fuera por la ley ya no sería por la promesa; pero a Abraham Dios le ha dado gratuitamente la herencia por medio de una promesa.

Lo que Dios hizo por los israelitas en esa noche de la Pascua fue realmente debido al pacto que Dios había hecho con Abraham. En este sentido, lo que Dios hizo por ellos no se basaba en sus obras, sino en la gracia de Dios. Lo que vendría más tarde para los israelitas sería la ley llena de sus bendiciones y maldiciones. Ya hemos examinado las promesas de sanidad de Dios bajo la ley y son absolutamente asombrosas, y sin embargo, Dios nos prometió un mejor pacto con mejores promesas.

¿Cómo podría ser mejor? Bueno, en primer lugar, el nuevo pacto de sanidad no se basaría en tus obras; este nuevo pacto ni siquiera sería un pacto hecho contigo, ¡sino entre Dios y Jesús! En segundo lugar, el nuevo pacto de sanidad no solo mantendría la enfermedad alejada de ti; te proporcionaría estar completamente desconectado de ella para que fueras intocable y nunca más estuvieras enfermo.

Capítulo 6

EL VERDADERO EVANGELIO DE LA SANIDAD

Un día estaba leyendo **Hebreos 8:6** que dice: "**Tenemos un mejor pacto con mejores promesas**" y luego el Señor me dijo inmediatamente: "**Regresa y mira la sanidad bajo el Antiguo Pacto**".

Al comenzar a examinar lo que estaba disponible bajo el antiguo pacto, me quedé asombrado; ¡en realidad sonaba mejor que lo que se predicaba en nuestras iglesias modernas! Bajo el antiguo pacto, la promesa de sanidad era simple: "**Haz lo que te digo y no te enfermarás, no tendrás abortos espontáneos, no serás estéril y no morirás joven**". ¿No suena bastante bien? Y sin embargo, tenemos algo mejor que lo que los israelitas tenían bajo el Antiguo Pacto. ¿Qué podría ser mejor? Prepárate porque va a revolucionar la forma en que ves tu vida.

> **Romanos 5:12-14 / Nueva Traducción Viviente (NTV)**
> [12] Cuando Adán pecó, el pecado entró en el mundo. El pecado de Adán introdujo la muerte, de modo que la muerte se extendió a todos, porque todos pecaron. [13] Es cierto, la gente ya pecaba aun antes de que se entregara la ley; pero no se le tomaba en cuenta como pecado, porque todavía no existía ninguna ley para violar. [14] Sin embargo, desde los tiempos de Adán hasta los de Moisés, todos murieron, incluso los que no desobedecieron un mandamiento explícito de Dios como lo hizo Adán.

Ahora bien, Adán es un símbolo, una representación de Cristo, quien aún tenía que venir.

Observa que la muerte fluía desde Adán hasta Moisés... incluso sobre aquellos que no habían pecado. Durante aproximadamente 2500 años, hubo un flujo de muerte imparable debido a la conexión con Adán. Personas que habían hecho todo correctamente, todavía tenían un flujo de muerte. ¿Por qué era eso? El flujo no se basaba en sus obras; el flujo se basaba en su conexión.

Debido a su conexión con Adán, la muerte fluía en sus vidas. Podrías usar el ejemplo de un cable eléctrico. La electricidad que fluye a través del cable no tiene nada que ver con el color, la longitud o la marca; no tiene nada que ver con que se sostenga, se mueva o esté en el suelo; lo único que importa es que el cable esté enchufado a la toma de corriente.

Fue durante el tiempo de Moisés como líder de los israelitas que Dios hizo un pacto con ellos que incluía la sanidad. Notarás en nuestro estudio de la sanidad bajo el antiguo pacto, que la enfermedad siempre fue una posibilidad si los israelitas no obedecían a Dios. Era como si fuesen un cable eléctrico enchufado a la toma de corriente, pero podrías decir que debido a su pacto con Dios, el interruptor estaba apagado. Así como la electricidad que llega a una casa, fluye hasta el cuadro de interruptores principal y está presente, pero si el interruptor está apagado, el flujo de electricidad se detiene hacia el enchufe de pared... y aún así está disponible para fluir con solo accionar ese interruptor.

El Antiguo Pacto era esencialmente esto: estás enchufado en la toma de corriente, pero mientras te mantengas libre de pecado, el interruptor permanecerá apagado.

Romanos 5:17,20-21 / **Nueva Traducción Viviente (NTV)**

[17] Pues el pecado de un solo hombre, Adán, hizo que la muerte reinara sobre muchos; pero aún más grande es la gracia maravillosa de Dios y el regalo de su justicia, porque todos los que lo reciben vivirán en victoria sobre el pecado y la muerte por medio de un solo hombre, Jesucristo. [20] La ley de Dios fue entregada para que toda la gente se diera cuenta de la magnitud de su pecado, pero mientras más pecaba la gente, más abundaba la gracia maravillosa de Dios. [21] Entonces, así como el pecado reinó sobre todos y los llevó a la muerte, ahora reina en cambio la gracia maravillosa de Dios, la cual nos pone en la relación correcta con él y nos da como resultado la vida eterna por medio de Jesucristo nuestro Señor.

Por eso la venida de Jesús fue tan importante: ¡Jesús venía a cambiar nuestra conexión! Debido al pecado de Adán, todos estaban conectados al pecado y producía un flujo de muerte. Jesús vino para conectarnos a la gracia para que fluyera la vida. Debido al pecado, la humanidad era impía y así había un flujo de muerte. Jesús vino para hacernos justos para que fluyera la vida de Dios eternamente. ¡Jesús nos conectó a la justicia para que fluyera la gracia y la vida!

¿Alguna vez has visto a un pecador creer para recibir enfermedad? Piénsalo. ¿Dónde has visto a un pecador creyendo para recibir enfermedad? No tienen que creerlo porque ya están conectados al flujo de muerte. Bueno, ¿por qué un creyente que está conectado a un flujo de vida necesitaría creer para recibir sanidad? ¡No tienes que creer para recibir lo que ya tienes! Los pecadores tienen un flujo de muerte; los justos tienen un flujo de vida. En realidad, la persona justa no necesita creer por sanidad; la persona justa necesitaría creer por enfermedad. ¿Por qué? *Solo necesitas creer para recibir lo que no tienes.*

Romanos 6:6-7,10 / Nueva Traducción Viviente (NTV)
⁶ Sabemos que nuestro antiguo ser pecaminoso fue crucificado con Cristo para que el pecado perdiera su poder en nuestra vida. Ya no somos esclavos del pecado. ⁷ Pues, cuando morimos con Cristo, fuimos liberados del poder del pecado ¹⁰ Cuando él murió, murió una sola vez, a fin de quebrar el poder del pecado; pero ahora que él vive, vive para la gloria de Dios.

Observa que ya no somos esclavos del pecado porque estamos muertos a él. Bueno, si estás muerto al pecado, entonces estás muerto a la enfermedad. ¿Cómo es posible?

Es importante que entendamos que el pecado de Adán y la enfermedad en el mundo están directamente relacionados. El pecado es lo que liberó la maldición en el mundo. Por eso, cuando lees **Deuteronomio 28**, donde Dios discute la maldición de la ley, encontrarás que gran parte de la maldición gira en torno a la enfermedad. Por ejemplo, **Deuteronomio 28:26-27** habla de ser maldecido con "**los tumores de Egipto, sarna que no puede sanarse, locura, ceguera y confusión**". Esta es solo una de las muchas Escrituras en las que Dios les dice a los israelitas sobre los resultados de la maldición que fluía del pecado.

Esencialmente, el pecado es la raíz del problema y la enfermedad es un subproducto. Lo digo así: el pecado es la raíz; la enfermedad es el fruto. Cuando nos convertimos en uno con Cristo, ¡Dios no solo apagó el interruptor para mantener la enfermedad alejada del flujo; nos desenchufó del enchufe para que la muerte ya no pudiera fluir más! ¡Jesús cambió tu conexión!

Dios cambió tu posición de ser un esclavo a ser un amo. Si ya no eres esclavo del pecado, eres amo sobre él. Si estoy muerto al pecado, entonces estoy muerto a la enfermedad. Como nueva creación en Cristo, ahora soy el amo y puedo elegir si permanezco conectado a la vida o conectado a la muerte.

En **Lucas 5**, encontramos la historia del hombre paralítico que fue bajado por el techo, Jesús iguala el perdón y la sanidad.

> **Lucas 5:20-24 / Nueva Traducción Viviente (NTV)**
> [20] Al ver la fe de ellos, Jesús le dijo al hombre: «Joven, tus pecados son perdonados». [21] Entonces los fariseos y los maestros de la ley religiosa decían para sí: «¿Quién se cree que es? ¡Es una blasfemia! ¡Solo Dios puede perdonar pecados!». [22] Jesús supo lo que pensaban, así que les preguntó: «¿Por qué cuestionan eso en su corazón? [23] ¿Qué es más fácil decir: "Tus pecados son perdonados" o "Ponte de pie y camina"? [24] Así que les demostraré que el Hijo del Hombre tiene autoridad en la tierra para perdonar pecados». Entonces Jesús miró al paralítico y dijo: «¡Ponte de pie, toma tu camilla y vete a tu casa!».

Aquí hay un hombre paralítico que viene a Jesús para sanar y en lugar de tratar con la enfermedad, Jesús le dice al hombre que está perdonado, ¡Eso parece algo extraño para decirle a un hombre que necesita sanidad! Sin embargo, observa que Jesús iguala el perdón y la sanidad. El pueblo israelita entendía que según su pacto, si mantienes el pecado fuera, también mantienes la enfermedad fuera. Cuando Jesús dijo: **"Estás perdonado"**, Jesús realmente le estaba diciendo al hombre que estaba sanado. ¿Por qué? Esencialmente, podrías decir que cuando quitas el pecado, también quitas la enfermedad. En realidad, podrías decir que la forma en que se perdona es la misma forma en que se sana. Por eso vemos tantas veces la relación entre el pecado y la enfermedad a lo largo de la Biblia; donde ves uno, muchas veces ves el otro.

Isaías 53:4-5 / Nueva Traducción Viviente (NTV)
⁴ Sin embargo, fueron nuestras debilidades las que él cargó; fueron nuestros dolores los que lo agobiaron. Y pensamos que sus dificultades eran un castigo de Dios, ¡un castigo por sus propios pecados! ⁵ Pero él fue traspasado por nuestras rebeliones y aplastado por nuestros pecados. Fue golpeado para que nosotros estuviéramos en paz; fue azotado para que pudiéramos ser sanados.

El profeta Isaías estaba viendo hacia el futuro unos setecientos años y hacia el reino espiritual de lo que le sucedía a Jesús. Observa que dice que Jesús fue herido por nuestras iniquidades y traspasado por nuestras transgresiones; esto simplemente habla de nuestro pecado. Jesús asumió el castigo por nuestro pecado. Recuerda, el pecado era la raíz del problema. ¡Jesús murió con nuestros pecados! **2 Corintios 5:21** dice que Jesús, quien no conoció pecado, fue hecho pecado y setecientos años antes, el profeta Isaías lo estaba viendo suceder en el espíritu. Pero observa el resultado de Jesús asumiendo nuestro pecado: el castigo que nos trae la paz fue sobre Él, y por sus llagas fuimos sanados. La palabra *paz* es la palabra hebrea *shalom* que significa "completitud, integridad, bienestar, paz, salud y prosperidad".

Cuando Jesús asumió el castigo por nuestro pecado, también asumió todos los resultados del pecado, que incluían la enfermedad. Por eso dice que por sus llagas fuimos sanados. ¿Lo ves? ¡Jesús estaba quitando la fuente (el pecado) para que el problema (la enfermedad) nunca fuera un problema nuevamente!

Isaías 53:10 / Nueva Traducción Viviente (NTV)
¹⁰ Con todo eso, el SEÑOR quiso quebrantarlo, y lo hirió. Cuando se haya puesto su vida como sacrificio por la culpa, verá descendencia. Vivirá por días sin fin, y la voluntad del SEÑOR será en su mano prosperada.

Isaías continúa en el **versículo 10** para mostrarnos que Dios es quien trajo el juicio. Como padre, esto es difícil de leer, pero tienes que verlo a través del lente de la redención y, en última instancia, ver cuánto te ama realmente Dios. A Dios le agradó herirlo y causarle dolor. La palabra hebrea para *herida* aquí es *daká* y significa "**aplastar**". La palabra hebrea para *causar dolor* aquí es *kjalá* y significa "**hacer enfermo**". Esencialmente, **Isaías 53:10** reitera lo que vemos en **Isaías 53:5:** Dios hizo que Jesús fuera la ofrenda por nuestro pecado y el resultado fue que Jesús también se convirtió en enfermedad. A Dios le agradó ver que esto sucedía. ¿Por qué? Porque Jesús estaba haciendo esto por ti y por mí. Jesús estaba eliminando la fuente del problema muriendo a él.

A lo largo de las Escrituras, encontrarás que el pecado y la enfermedad aparecen juntos. Observa que cuando se trata el problema del pecado, también se trata el problema de la enfermedad. Cuando Jesús miró al paralítico, Jesús estaba tratando con la fuente del problema; Jesús puso el pecado y la enfermedad juntos como un paquete. El pecado de Adán fue lo que liberó la enfermedad y la dolencia en la tierra. El pecado es la raíz; la enfermedad es un fruto. ¡Cuando eliminas la fuente del problema, eliminas el resultado del problema!

> **Salmos 103:1-3 / Nueva Traducción Viviente (NTV)**
> ¹Que todo lo que soy alabe al Señor; con todo el corazón alabaré su santo nombre. ² Que todo lo que soy alabe al Señor; que nunca olvide todas las cosas buenas que hace por mí. ³ Él perdona todos mis pecados y sana todas mis enfermedades.

Cuando el perdón aparece, la sanidad aparece. Cuando se elimina el pecado, se elimina la enfermedad. Sin agregar ni quitar de las Escrituras, podrías fácilmente sustituir la palabra enfermedad en cualquier lugar donde veas la palabra pecado. Así que ahora lee **Romanos 6** un poco diferente.

> **Romanos 6:6-7,10 / (Versión del Autor)**
> [6] Sabiendo esto, que nuestro viejo hombre fue crucificado con Él, para que el cuerpo de la ENFERMEDAD fuera destruido, a fin de que ya no seamos esclavos de la ENFERMEDAD. [7] Porque el que ha muerto ha sido liberado de la ENFERMEDAD. Porque la muerte que él murió, murió a la ENFERMEDAD de una vez por todas; pero la vida que él vive, la vive para Dios.

De la misma manera en que Jesús te liberó de la enfermedad, también te liberó de la dolencia. De la misma manera en que estás muerto al pecado, estás muerto a la enfermedad. ¿Cómo es posible eso? ¡Porque cuando quitas la raíz, también quitas el fruto! Cuando te desenchufas de la fuente del pecado, el flujo de la enfermedad ya no puede fluir en ti más.

> **Romanos 8:2 / Nueva Traducción Viviente (NTV)**
> [2] y porque ustedes pertenecen a él, el poder del Espíritu que da vida los ha libertado del poder del pecado, que lleva a la muerte.

En Cristo estoy libre del pecado. Hay una nueva ley por la cual vivo y es la ley del Cielo: la vida. A lo que estaba conectado, ya no estoy conectado. La ley que gobernaba sobre mí ya no me gobierna más. ¿Sabes por qué? Porque la ley del pecado y de la muerte es la ley del reino del mundo. ¡La ley del Espíritu de vida en Cristo es la ley del reino de Dios! Vivo desde otro Reino mientras camino por este mundo. He sido redimido de la maldición de la ley y de todas las demandas que había sobre mí (**Gálatas 3:13**). Porque estoy libre del pecado, estoy verdaderamente libre de los subproductos del pecado que incluyen la enfermedad.

Vemos esta verdad continuar en uno de los versículos de sanidad más conocidos en la Biblia.

1 Pedro 2:24 / Reina Valera Actualizada (RVA – 2015)
[24] Él mismo llevó nuestros pecados en su cuerpo sobre el madero a fin de que nosotros, habiendo muerto para los pecados, vivamos para la justicia. Por sus heridas ustedes han sido sanados.

Observa que el resultado de morir al pecado lleva a la sanidad. La justicia es ahora la raíz y la sanidad es el fruto. Cuando recibes a Jesús como tu Señor y Salvador, mueres al pecado, eres perdonado de todo tu pecado y te conviertes en una nueva creación. ¡Te conviertes en la justicia de Dios en Cristo (**2 Corintios 5:21**)! Esencialmente, te enchufas a una nueva conexión que tiene un nuevo flujo. Te conectas a la Fuente de vida para que todo lo que fluye en Jesús, fluya en ti.

Bajo el antiguo pacto, siempre y cuando hicieran lo que se les dijo que hicieran, Dios apagaba el interruptor para que la enfermedad no pudiera fluir a través de la conexión. Bajo el Nuevo Pacto, ¡Dios te desenchufó por completo! Bajo el Antiguo Pacto, Dios evitaba que fluyera; bajo el nuevo pacto, Él te desenchufó.

Amigo, el antiguo pacto proveía para que los israelitas nunca volvieran a estar enfermos, sin embargo, estaba basado en sus obras. ¡El nuevo pacto te provee para que nunca vuelvas a estar enfermo, pero no se basa en tus obras, se basa en las obras de Jesús! Jesús murió al pecado y debido a tu unión con Él, tú también moriste al pecado. ¡A lo que Jesús murió, tú también moriste!

La Iglesia moderna ha predicado un mensaje de sanidad que realmente no libera al creyente de la enfermedad; *simplemente proporciona buenas noticias para cuando te enfermas.* La Iglesia moderna te enseña qué hacer cuando te enfermas, ¡pero eso no es EL EVANGELIO DE JESÚS! *El Evangelio de Jesús es simple: ¡nunca estarás enfermo porque estás muerto a ello! El evangelio de Jesús no es solo un programa de seguro médico; ¡es un programa de prevención de enfermedades!*

La enseñanza moderna sobre la sanidad te da todos los pasos, claves, 1,2,3 y A,B,C sobre cómo recibir tu sanidad, pero ¿no es interesante que no encuentres ninguna enseñanza en el Nuevo Pacto sobre cómo recibir tu sanidad? Amigo, no lo encontrarás porque no está allí. ¿Por qué necesitarías recibir algo que ya te ha sido dado?

> **1 Pedro 2:24 / Reina Valera Actualizada (RVA – 2015)**
> [24] Él mismo llevó nuestros pecados en su cuerpo sobre el madero a fin de que nosotros, habiendo muerto para los pecados, vivamos para la justicia. Por sus heridas ustedes han sido sanados.

Observa que la sanidad es un subproducto de quién eres: justo. La justicia no es algo que estás tratando de obtener; la justicia es quien eres. ¡La justicia es tu identidad! Bueno, lo mismo ocurre con los resultados secundarios. El apóstol Pedro no te está diciendo lo que necesitas obtener; te está diciendo quién eres: sano.

Debemos entender el lenguaje de sanidad de Dios. Bajo el nuevo pacto, cuando Dios **"te sanó"**, no estaba sanando tu cuerpo; te estaba desenchufando de la muerte para que la vida fluyera y nunca volvieras a enfermarte.

Durante demasiado tiempo, nos hemos visto a nosotros mismos en la defensa, como los que siempre intentan recuperar el balón.

Amigo, Jesús no te puso en defensa; ¡Jesús te dio el balón! Hemos visto el evangelio de la sanidad como una promesa de Jesús de que cuando nos enfermamos, Él nos sanará, ¡pero este no es EL EVANGELIO DE LA SANIDAD! ¡El Evangelio de la Sanidad es: nunca volverás a estar enfermo! Ciertamente, si alguien estaba enfermo, sabemos que Jesús es el Sanador, pero hemos rebajado el estándar del Sanador a ser uno que cura los problemas en lugar de aquel que curó la fuente.

Jesús es la vid y nosotros somos las ramas. ¡Estamos conectados a Él! Lo que fluye en Jesús ahora fluye en nosotros; si no fluye en Jesús, no debe fluir en nosotros.

¿Recuerdas en Éxodo donde Dios reveló que era Jehová Rapha? Permíteme hacerte esta pregunta: ¿Dios sanó sus cuerpos o la fuente del problema? ¡Así es! Dios sanó las aguas...Dios no solo sanó el problema; Él sanó la fuente del problema. Ya había sanado sus cuerpos en la noche de la Pascua. A través de su "**salvación**" de la esclavitud, fueron completamente liberados física y financieramente.

Dios hizo lo mismo por nosotros en el nuevo pacto. No solo sanó nuestros cuerpos y dijo: "**Por sus llagas ustedes han sido sanados**". ¡No! Es mucho más que sanar nuestros cuerpos; Jesús nos sacó de la fuente de la enfermedad... ¡y por eso Dios te ve como sano! Bajo el nuevo pacto, Dios se encargó de la fuente de la enfermedad: la naturaleza pecaminosa. Cuando te convertiste en justo, el problema del pecado y, por lo tanto, el problema de la enfermedad fueron aniquilados. Cuando se elimina la naturaleza pecaminosa, también se elimina la naturaleza de la enfermedad.

Isaías 53:5 / Reina Valera Actualizada (RVA – 2015)
⁵ Pero él fue herido por nuestras transgresiones, molido

por nuestros pecados. El castigo que nos trajo paz fue sobre él, y por sus heridas fuimos nosotros sanados. ustedes han sido sanados.

¡Mira lo que vio Isaías! Como resultado de que Jesús tomara nuestros pecados, produjo sanidad. ¡Cuando se elimina la fuente, también se elimina el subproducto! La justicia produjo sanidad.

Dios nos desenchufó de la conexión de la muerte y nos enchufó en la conexión de la vida. Por eso el apóstol Pablo nunca habla sobre cómo recibir sanidad bajo el nuevo pacto.

¿Por qué necesitarías recibir algo que ya te ha sido dado? En primer lugar, el pueblo judío entendía que su pacto ya incluía la sanidad y en Cristo, obtenemos un pacto aún mejor. En segundo lugar, la sanidad estaba incluida en la salvación. **Salmo 91:16** dice: "Con largura de días lo saciaré, Y le mostraré Mi salvación". Una vida larga, satisfecha y saludable era parte del paquete de salvación. ¿Por qué? ¡Porque la salvación te libera de la maldición! El perdón (justicia) te conectó al flujo de sanidad. La salvación te desenchufó del flujo de muerte espiritual que producía enfermedad.

No encontrarás al apóstol Pablo diciéndote cómo recibir tu sanidad; lo que encontrarás es al apóstol Pablo diciéndote: "Así como lo recibiste, anda en Él" (**Colosenses 2:6**). Pablo no te está diciendo que recibas; Pablo te está diciendo que vivas lo que ya has recibido. Cuando te conviertes en una nueva creación, comienza una nueva vida, una vida en la que nunca más tuvieras que estar enfermo.

Capítulo 7

EL VERDADERO SIGNIFICADO DE 1 PEDRO 2:24

Antes de seguir adelante, quiero asegurarme de dejar muy, muy claro esta verdad: hemos pasado por alto por completo el significado de lo que Dios quiso decir cuando dijo "**Ustedes fueron sanados**".

En **Éxodo 15**, cuando Dios dijo: "**Yo soy el Señor tu sanador**", Dios no estaba hablando solo de sanar sus cuerpos. En **Isaías 53:5**, cuando Dios dijo: "**Y por sus llagas fuimos sanados**", no estaba hablando solo de la sanidad de nuestros cuerpos. En **1 Pedro 2:24**, cuando Dios dijo: "**Ustedes fueron sanados**", no estaba hablando solo de la sanidad de nuestros cuerpos.

Porque no entendemos completamente nuestra unión con Cristo y seguimos tan conscientes de la maldición, hemos visto a Dios como nuestro sanador como "**Él me sana cuando me enfermo**". Amigo, esto no es lo que Dios quiso decir cuando dijo: "**Yo soy Jehová Rapha**". La versión de Dios de que Él es tu sanador es que *Él te sanó desde la fuente del problema ¡para que nunca vuelvas a enfermarte!*

Dios le dijo a los israelitas: "**Si haces todo lo que te digo, nunca te enfermarás nuevamente, porque yo soy el Señor tu sanador**". Bajo el nuevo pacto, vamos a **1 Pedro 2:24** y nos muestra cómo el Nuevo Pacto de Sanidad es aún mejor.

1 Pedro 2:24 / Nueva Traducción Viviente (NTV)
²⁴ Él mismo, en su cuerpo, **llevó al madero nuestros pecados, para que muramos al pecado y vivamos para la justicia. Por sus heridas ustedes han sido sanados.**

Desglosemos esto.

1. Jesús cargó con nuestros pecados.

Jesús se encargó del problema del pecado que era la fuente de todos los problemas, incluida la enfermedad. Debido a su sacrificio, nos colocó en una posición para tener una nueva conexión. Ya no estaríamos conectados al primer Adán; ahora estaríamos conectados al Cristo glorificado sentado a la diestra de Dios.

2. Morimos al pecado.

Cuando Jesús murió, nosotros morimos. Nos identificamos con su muerte. Cuando nos identificamos con Su muerte, debemos identificarnos con todo aquello por lo que Él murió, lo que incluye la enfermedad y la dolencia. Ya no somos esclavos de la enfermedad; ya no puede decirnos qué hacer. Jesús murió a la fuente de ella; por lo tanto, nosotros también lo hicimos. Morir al pecado significó morir a la fuente de toda enfermedad.

3. Vivimos para la justicia.

Jesús se convirtió en pecado para que nosotros nos convirtiéramos en la justicia de Dios en Cristo. La justicia es la nueva posición que tenemos. La injusticia nos mantenía conectados al primer Adán donde fluía la muerte. La justicia nos conectó a Cristo donde fluye la vida.

4. Por sus heridas ustedes fueron sanados.

La sanidad es el producto automático de la justicia. Cuando se elimina el pecado, la sanidad es el producto resultante.

Hemos visto **"por cuya herida ustedes fueron sanados"** como el versículo para citar cuando me enfermo para poder recibir mi sanidad. Sin embargo, Dios no te está diciendo lo que necesitas recibir; te está diciendo que debido a la justicia, estás completamente desenchufado de la fuente del problema. La justicia te sanó de la fuente de la enfermedad, no solo te sana cuando te enfermas. ¿Ves esto?

Hemos tomado una verdad poderosa y la hemos devaluado con pensamientos malditos. La mayoría de los cristianos que leen **1 Pedro 2:24** dirán que **"por sus llagas fuisteis sanados"** se refiere a la sanidad espiritual. He escuchado esa definición de todos los críticos durante años. Aunque están equivocados, hay un poco de verdad en ello. Ahora, entiende, no existe tal cosa como la sanidad espiritual. Jesús no sanó nuestro espíritu; nos hizo completamente nuevos. Sin embargo, la sanidad de la que habla Dios, es espiritual en su naturaleza. ¿Cómo es eso? Porque la enfermedad en realidad es algo espiritual que se manifiesta físicamente. Sé que puede ser difícil de comprender, pero es verdad.

¿Alguna vez has visto a una persona muerta luchar contra la enfermedad? ¡No! ¿Sabes por qué? Porque están muertos para ello. Las personas muertas no pecan ni se enferman. ¿Por qué? Porque están muertos. Recuerda que el pecado es la fuente del problema. Si estás muerto al pecado, lo cual nos dice **1 Pedro 2:24** que somos, entonces estás muerto a los subproductos. Ahora, esto puede sonar tonto, pero debes darte cuenta de que el pecado es algo espiritual; si el pecado es espiritual, entonces los subproductos también son espirituales. Si el pecado es espiritual, entonces la enfermedad también es espiritual.

Cuando alguien "**muere**", en realidad no muere; el cuerpo muere, esa persona simplemente deja su cuerpo. Y sin embargo, en el momento en que esa persona deja su cuerpo, la enfermedad deja de vivir y crecer. Es un hecho médico que alguien que tiene cáncer, cuando muere, el cáncer deja de crecer. ¿Sabes por qué? Porque el espíritu del hombre se ha ido y la enfermedad es algo espiritual. Cuando la persona muere, la enfermedad muere. ¡Lo que le daba vida al cuerpo y a la enfermedad ya no está!

Recuerdo que hace varios años viajé a Kenia para entrevistar a algunos brujos y ex brujos. Uno de ellos había recibido la salvación y ahora era obispo de nueve iglesias en Kenia. Le pregunté sobre su perspectiva de la enfermedad y me dijo algunas cosas que realmente me impresionaron. Me dijo: "**Chad, primero debes darte cuenta de que la enfermedad es espiritual**". Le dije que ciertamente lo creía y lo veía en las Escrituras, pero que la mayoría de los cristianos estadounidenses estarían en desacuerdo con él. Se rió y repitió: "**Sí, pero la enfermedad es espiritual; por eso podíamos enfermar a la gente y cambiar las enfermedades en ellos**". Fue en ese momento cuando captó toda mi atención. Me dijo: "**Si alguien venía a buscarme en busca de sanidad, yo no podía sanarlos. Satanás no puede sanar a nadie. Pero si venían buscando ayuda con el cáncer, simplemente cambiaba la enfermedad por la diabetes. Se empezaban a sentir mejor y el médico incluso confirmaba que el cáncer había desaparecido... pero luego, unas semanas más tarde, comenzaban a mostrar síntomas de diabetes u cualquier otra enfermedad que hubiéramos cambiado. Pensaban que los habíamos sanado de la primera enfermedad, así que volvían a mí y yo simplemente obtenía su dinero y cambiaba la enfermedad a otra**". Me quedé allí asombrado y le pregunté:

"¿Cómo es posible eso?" Me miró muy calmado pero firmemente dijo: "Chad, te dije que la enfermedad es algo espiritual".

Vemos la enfermedad en el ámbito físico, pero en realidad es algo espiritual, y de eso trata **1 Pedro 2:24**. Habla de una sanidad espiritual en el sentido de que Dios nos estaba sanando de la fuente espiritual, el pecado, para que no experimentáramos las manifestaciones físicas de la enfermedad.

Si el problema del pecado ha sido resuelto, entonces el problema de la enfermedad también está resuelto. Jesús se convirtió en pecado y enfermedad y luego murió a eso. Cuando morimos con Cristo, morimos a lo que Él murió. Porque éramos injustos y vivíamos en el pecado, la enfermedad podía fluir sin obstáculos; sin embargo, morimos al pecado y nos hicimos justos. ¿Qué hizo la justicia por nosotros? Nos sanó de la fuente del problema: el pecado. Porque estamos sanados de la fuente del problema, el problema ya no es un problema. ¡La justicia te hace intocable! ¡La justicia te desconecta del pecado! La justicia es la nueva conexión en la que lo único que fluye es la gracia y la vida. Tu salvación te hizo inmune a todos los males terrenales.

Hemos estado enseñando **1 Pedro 2:24** desde el punto de vista de que la sanidad es algo que se proporciona para sanar *después de enfermarse*; amigo, eso es un plan de seguro. Dios no nos dio un plan de seguro porque nuestro pacto hace que la enfermedad sea imposible. La sanidad no es una promesa; la sanidad es una realidad. Porque Jesús se convirtió en el castigo por nuestra paz, somos sanos. El problema del pecado ya no es un problema y como resultado, la enfermedad tampoco lo es.

La versión de Dios de **"Por sus llagas fuiste sanado"** es que no te puedes enfermar porque fuiste sanado desde la fuente.

Sección Dos:

IDENTIDAD Y SANIDAD

Capítulo 8
EL DÍA EN QUE NACISTE DE NUEVO

Uno de mis versículos fundamentales ha sido **2 Corintios 5:17**. Esto no es solo un versículo para hacer una buena camiseta; es una declaración de nuestra nueva realidad y el lente a través del cual veo mi vida.

> **2 Corintios 5:17 / Reina Valera Actualizada (RVA – 2015)**
> ¹⁷ De modo que si alguno está en Cristo, nueva criatura es; las cosas viejas pasaron; he aquí todas son hechas nuevas.

En el libro *"Gemas Brillantes del Griego"*, Rick Renner enseña que la palabra **"nueva"** proviene de la palabra griega *"kainos"*, y describe **"algo que es completamente nuevo o recientemente hecho. También lleva la idea de algo que es superior."** Cuando naces de nuevo, literalmente naces de nuevo. En **Juan 3:3**, Jesús le dijo a Nicodemo que debemos nacer de lo alto. Cuando recibimos la salvación, nos convertimos en algo que no solo es nuevo, ¡sino algo del Cielo! ¡Naces de Dios! ¡Te conviertes no solo en algo que nunca existió antes, sino en algo superior al antiguo tú! Ahora, es posible que no notes nada diferente por fuera, pero tú, el ser espiritual, te has vuelto mucho más superior a lo que eras antes de recibir a Jesús. ¿Qué pasó? ¡Naciste de nuevo!

Jesús habló con los discípulos sobre esto en el aposento alto justo antes de entregarse a las autoridades en el Huerto de Getsemaní.

Juan 14:19-20 / Reina Valera Actualizada (RVA – 2015)
¹⁹ Todavía un poquito y el mundo no me verá más; pero ustedes me verán. Porque yo vivo, también ustedes vivirán. ²⁰ En aquel día ustedes conocerán que yo soy en mi Padre, y ustedes en mí, y yo en ustedes.

A veces creo que olvidamos la realidad de lo que los discípulos estaban verdaderamente pensando, sintiendo y entendiendo durante sus tiempos con Jesús. Recuerda, ellos eran personas reales que en ese momento no entendían lo que entendemos ahora. Estos jóvenes estaban sentados con Jesús y Él mirándolos les dijo: **"En unos días, volverán a vivir"**. ¿Puedes imaginar estar sentado con tus amigos en una cafetería y que uno de ellos te mire y te diga: **"¡Oye! Tengo buenas noticias. En unos días, ¡vas a vivir!"** ¡Lo mirarías como si estuviera loco!

Jesús no estaba hablando a hombres físicamente muertos; estaba hablando a hombres espiritualmente muertos, ¡pero ellos no lo entendieron! Sin embargo, Jesús les estaba revelando una noticia increíble y poderosa: están a punto de revivir porque vamos a convertirnos en uno.

Esto me dice algo; esto me dice que las personas espiritualmente vivas deberían ser diferentes a las personas espiritualmente muertas. ¿No es esa la verdad con las personas físicamente muertas y físicamente vivas? ¡Hay una tremenda diferencia! Bueno, también hay una diferencia entre las personas espiritualmente vivas y espiritualmente muertas; el único problema es que hemos sido de mente tan estrecha. La gente de la iglesia ha sido lavada cerebralmente de manera religiosa para creer que la única diferencia entre las personas espiritualmente vivas y las espiritualmente muertas es que las primeras pueden ir al Cielo... y tratar de vivir mejores vidas mientras están en la tierra. Las personas que están unidas a Dios y llenas de Dios deberían tener vidas increíblemente diferentes a las de aquellos que están separados de Dios y llenos del diablo.

Recuerda, Jesús está mirando a hombres espiritualmente muertos que han estado viajando con Él durante más de tres años y les dice: **"Están a punto de vivir"**. Entonces, ¿qué significa realmente esto? ¡Me alegra que hayas preguntado! Jesús iba a morir y como resultado, tú y yo nos uniríamos a Él y experimentaríamos una vida sobrenatural.

> **Romanos 6:4 / Reina Valera Actualizada (RVA – 2015)**
> [6] Pues, por el bautismo fuimos sepultados juntamente con él en la muerte para que, así como Cristo fue resucitado de entre los muertos por la gloria del Padre, así también nosotros andemos en novedad de vida.

Para mí, este es uno de los versículos más poderosos en la Biblia en cuanto a nuestra nueva identidad en Cristo. No solo nos identificamos con la muerte de Jesús, también debemos identificarnos con la resurrección de Jesús; pero ¿por qué nos identificaríamos con su resurrección? Es para que podamos identificarnos con su vida. **Romanos 6:4** nos dice que la misma nueva vida que Jesús vive es la misma nueva vida que debemos vivir nosotros.

Observa las frases **"así como"** y **"también"**. No necesitas un doctorado en estudios griegos para entender lo que significan estas frases. **"Así como"** y **"también"** simplemente significan: de la misma manera. Así como Cristo está viviendo una nueva vida, nosotros también debemos caminar en una nueva vida. ¿Cómo se ve esa vida? Es una vida sin pecado y sin enfermedades; es una vida que está viva para Dios y fluye con Su vida. Jesús fue levantado y nosotros también; la única diferencia es que Jesús lo sabe y nosotros lo sabemos un poco. Amigo, ¿cómo se ve esta nueva vida? ¡Nuestra vida en la tierra debe parecerse a la vida de Jesús en el Cielo! ¡Como él es, así somos nosotros en este mundo! (**1 Juan 4:17**) ¡Si Jesús no puede estar enfermo, nosotros tampoco podemos estarlo!

> **Romanos 6:6-11 / Reina Valera Actualizada (RVA – 2015)**
> [6] Y sabemos que nuestro viejo hombre fue crucificado juntamente con él, para que el cuerpo del pecado sea destruido a fin de que ya no seamos esclavos del pecado; [7] porque el que ha muerto ha sido justificado del pecado. [8] Si hemos muerto con Cristo, creemos que también viviremos con él. [9] Sabemos que Cristo, una vez resucitado de entre los muertos, ya no muere; la muerte no se enseñorea más de él. [10] Porque en cuanto murió, para el pecado murió una vez por todas; pero en cuanto vive, vive para Dios. [11] Así también ustedes, consideren que están muertos para el pecado pero que están vivos para Dios en Cristo Jesús.

El Apóstol Pablo continúa su enseñanza en **Romanos 6**, haciéndonos saber lo que realmente sucedió a través de la redención. Observa que aquí no se trata de tu destino; se trata de tu nueva conexión. Cuando morimos con Cristo, morimos al pecado; morimos a la fuente del problema. Recuerda también que donde vemos la palabra pecado, podemos sustituirla por la palabra enfermedad. Morimos al pecado. Morimos a la enfermedad.

> **Romanos 6:7 / Biblia Amplificada Clásica Edición (AMPC)**
> [7] Porque cuando un hombre muere, es liberado (desatado, entregado) del [poder del] pecado [entre los hombres].

Léelo así: "**cuando un hombre muere, es liberado del poder de la enfermedad**". Ahora solo piensa en eso por un momento. Estoy libre de enfermedad; estoy muerto para ella. ¿Cómo es posible esto? Me volví vivo para Dios.

"**Volverse vivo**" es obtener una nueva conexión a través de la salvación. Estaba muerto para Dios; ahora estoy vivo para Dios. ¡Lo que fluye en Él, ahora fluye en mí! La vida de Dios ahora fluye en mí como un ser espiritual, un hijo de Dios divinamente conectado a Él.

"**Volverse vivo**" es tener acceso sin obstáculos al Padre. La misma comunión que Jesús tiene con el Padre en este momento, es el mismo acceso que tengo ahora. "**Volverse vivo**" es ser liberado del pecado. ¡Me desenchufaron del pecado y me enchufaron en la justicia! ¡La raíz fue cortada! ¡Ahora estoy injertado en una nueva raíz; una raíz de justicia! Jesús es la Vid y yo soy una rama. ¡Lo que fluye en Él ahora está fluyendo en mí! Antes de la salvación, estaba conectado a una raíz de pecado y la muerte fluía en mí; ahora estoy conectado a la justicia y la vida está fluyendo en mí!

Colosenses 3:3 / Reina Valera Actualizada (RVA – 2015)
³ porque han muerto, y su vida está escondida con Cristo en Dios.

La muerte que Jesús murió, nosotros morimos; la vida que Él vive, nosotros vivimos. ¡Debemos entender esto! Estamos mirando a otros cristianos para que nos muestren cómo se ve nuestra nueva vida. Ciertamente, estamos agradecidos por muchos de los maravillosos ejemplos de personas ejemplares que nos rodean, pero no importa qué tan buenos cristianos sean, no son nuestro estándar y ciertamente no revelan nuestra identidad. ¡Nuestra nueva vida está oculta con el Cristo glorificado! ¡Míralo a Él y te verás a ti!fluyendo en mí!

Gálatas 2:19-20 / Reina Valera Actualizada (RVA – 2015)
[19] Porque mediante la ley he muerto a la ley, a fin de vivir para Dios. [20] Con Cristo he sido juntamente crucificado; y ya no vivo yo sino que Cristo vive en mí. Lo que ahora vivo en la carne, lo vivo por la fe en el Hijo de Dios quien me amó y se entregó a sí mismo por mí.

Efesios 2:4-6 / Reina Valera Actualizada (RVA – 2015)
[4] Pero Dios, quien es rico en misericordia, a causa de su gran amor con que nos amó, [5] aun estando nosotros muertos en delitos, nos dio vida juntamente con Cristo. ¡Por gracia son salvos! [6] Y juntamente con Cristo Jesús, nos resucitó y nos hizo sentar en los lugares celestiales.

Debes mirarte en cierto sentido como una persona muerta para las cosas de este mundo. Recuerda: moriste al pecado y a la enfermedad. Las personas muertas no pecan y las personas muertas no se enferman; ya no puedes verte vivo para eso. Debes comenzar a mirar la enfermedad y decir: "¡Estás muerta para mí!"

Debes ver la enfermedad como algo que ya no es posible para ti. ¿Por qué? Estás desconectado y ya no puede fluir más. Para lo que Jesús está muerto, tú estás muerto. Para lo que Jesús está vivo, tú estás vivo. Adelante, dilo conmigo: "No volveré a estar enfermo ni un día más en mi vida; es imposible para mí estar enfermo." Debes darte cuenta de que el día en que naciste de nuevo para Dios es el día en que la muerte murió para ti.

Romanos 6:10-11 / Reina Valera Actualizada (RVA – 2015)
[10] Porque en cuanto murió, para el pecado murió una vez por todas; pero en cuanto vive, vive para Dios. [11] Así también ustedes, consideren que están muertos para el pecado pero que están vivos para Dios en Cristo Jesús.

Jesús te hizo muerto al pecado, pero necesita que te veas a ti mismo de esa manera; por eso Pablo te dice que te consideres muerto al pecado. ¿Por qué necesitas hacer esta consideración? Porque aquello en lo que te concentras, es aquello en lo que tienes fe. Si quieres experimentar lo que la redención proporcionó, debes cambiar la forma en que te ves a ti mismo: debes verte como muerto a la enfermedad. Demasiados de nosotros estamos mirando nuestros cuerpos para decirnos quiénes somos como espíritu. Recuerden, ya no debemos considerarnos según la carne; nos consideramos según el espíritu. Me considero como un hombre en Cristo. Debemos cambiar nuestra perspectiva de quienes somos para que entendamos lo que tenemos y así caminar en ello.

Recuerda, eres la justicia de Dios en Cristo (**2 Corintios 5:21**). Él no solo te dio justicia; Él te hizo justo. Esta posición y condición que tienes como persona justa no se basa en ti; se basa en quién eres en Él. Jesús es perfecto y porque Jesús te unió a Él, tú también eres perfecto.

Capítulo 9

HECHO PERFECTO

Después del pecado de Adán, hubo un problema de pecado. Todos los que nacieron después de Adán estaban conectados a él y, por lo tanto, al flujo de muerte. En el antiguo pacto, Dios había establecido una forma para que los israelitas detuvieran temporalmente el flujo de muerte siempre y cuando cumplieran su parte del pacto. Dentro de este pacto, Dios estableció el sacerdocio y los sacrificios, mediante los cuales los israelitas ofrecerían sacrificios por sus pecados y un sumo sacerdote ofrecería un sacrificio anual por los pecados de la nación.

El pacto era simplemente una medida sustitutiva; por grande que fuera, aún no podía solucionar el problema del pecado.

Hebreos 10:1 / Reina Valera Actualizada (RVA – 2015)
¹ Porque la ley, teniendo la sombra de los bienes venideros y no la forma misma de estas realidades, nunca puede, por medio de los mismos sacrificios que se ofrecen continuamente de año en año, hacer perfectos a los que se acercan.

Algo tenía que hacerse respecto al problema del pecado para que las personas injustas pudieran volverse justas; la respuesta fue Jesús.

Cuando Jesús estaba en el aposento alto con los discípulos, Él oró una oración profética sobrenatural sobre sí mismo, los doce discípulos y nosotros. En esta oración, Jesús reveló la verdadera razón por la que vino.

> **Juan 17:21 / Reina Valera Actualizada (RVA – 2015)**
> [21] para que todos sean uno así como tú, oh Padre, en mí y yo en ti, que también ellos lo sean en nosotros; para que el mundo crea que tú me enviaste.

Jesús vino para unirte a Él y al Padre. A través de esta unión, Jesús te hizo ser algo espectacular; te hizo perfecto. La palabra griega para perfecto es *Teleióo* que significa hacer perfecto, completar, llevar a cabo completamente, terminar, llevar a un fin; añadir lo que todavía falta para hacer una cosa completa.

El Antiguo Pacto no pudo arreglarnos; fue simplemente un parche temporal, pero Dios en su inmensa gracia nos hizo perfectos. La justicia es simplemente que seas hecho perfecto; ¡eso es lo que Jesús vino a hacer! Cuando te convertiste en una nueva creación, te volviste perfecto.

Cuando fuiste hecho vivo para Dios, fuiste hecho perfecto. Cuando Jesús se convirtió en uno contigo, es porque fuiste hecho perfecto. ¡Jesús te completó!

> **Colosenses 2:9-10 / Reina Valera Actualizada (RVA – 2015)**
> [9] Porque en él habita corporalmente toda la plenitud de la Deidad; [10] y ustedes están completos en él, quien es la cabeza de todo principado y autoridad.

En Cristo está toda la plenitud de la Deidad en forma corporal y tú estás completo en Él. ¡Amigo, mira qué verdad tan enorme es esta! ¡Es el Padre, el Hijo, el Espíritu Santo y tú! ¿Qué significa completo? ¡No falta nada!

Justo. Perfecto. Completo. ¿Te das cuenta de lo que eso significa? No hay nada en ti que te ate a la maldición. El viejo tú ha desaparecido. Ya no estás conectado al primer Adán porque estás conectado al Cristo glorificado. ¡Estás conectado al Perfecto! ¡No olvides nunca que la muerte que Jesús murió, tú la moriste, y que la vida que Él vive, tú la vives ahora. Lo que a Jesús le sucedió, ¡a ti también te sucedió!

Hebreos 7:28 / Reina Valera Actualizada (RVA – 2015)
28 La ley constituye como sumos sacerdotes a hombres débiles; pero la palabra del juramento, posterior a la ley, constituyó al Hijo, hecho perfecto para siempre.

Jesús fue perfeccionado para siempre y tú fuiste perfeccionado para siempre. Te hiciste justo (**2 Corintios 5:21**). Nota esa palabra: para siempre. Esto se trata de tu identidad y no hay nada que puedas hacer para cambiarlo... incluso tus acciones. Fuiste hecho justo, perfecto y completo... para siempre.

Hebreos 10:14 / Reina Valera Actualizada (RVA – 2015)
14 Porque con una sola ofrenda ha perfeccionado para siempre a los santificados.

Hebreos 12:23 / Reina Valera Actualizada (RVA – 2015)
23 Porque con una sola ofrenda ha perfeccionado para siempre a los santificados.

¿Por qué es importante esto? Porque habrá muchas oportunidades que lleguen a tu vida para hacerte pensar que no eres lo suficientemente bueno; es simplemente la condenación de satanás tratando de hacerte ver fuera de tu unión con Cristo (**Romanos 8:2**).

Ahora algunos dirían: "**¿Qué pasa si peco?**" Tengo buenas noticias: fuiste hecho perfecto para siempre.

Me encanta el hecho de que el Espíritu Santo incluyó la frase **"aquellos que están siendo santificados"**. Esto significa que incluso mientras estás trabajando en tu salvación, Él aún te ve como perfecto. Incluso en medio de tu desorden, ¡sigues siendo como el Mesías! Incluso si pecas, no cambia quién eres. Ahora, esto ciertamente no es una razón para pecar; debemos vivir una vida santa. Cuando entiendes la gracia de Dios y cuánto te ama, no quieres pecar; ¡de todos modos, no está en tu naturaleza! Sin embargo, esta es una buena noticia porque si cometes un error, sigues siendo justo, perfecto y completo. Nota que es para siempre; esto significa que nada de lo que hagas cambiará quién eres. A causa de tu unión con Cristo, eres perfecto para siempre. Cuando Dios te ve, te ve a través de la Sangre de Jesús. Él te ve como perfecto.

Entonces, ¿cómo se aplica esto a la sanidad? ¡Es enorme! Porque incluso cuando pecas, no estás conectado al pecado y si no estás conectado al pecado, la enfermedad no puede fluir a través de ti: ¡eres justo, perfecto y completo! Hay una unión perfecta entre tú y Jesús para que todo lo que fluye en Él fluya en ti. Puede que te mires a ti mismo y pienses: **"No me veo perfecto y ciertamente no he vivido una vida perfecta"**, pero aquí es donde debes verte a ti mismo como uno con Él.

Ciertamente, siempre estaremos creciendo, pero incluso mientras crezco en las cosas de Dios, mi condición es la de perfección. Cuando nazco de nuevo, no nazco como un espíritu bebé que necesita crecer. En el momento en que digo: **"¡Jesús, sé mi Señor y Salvador!"**, instantáneamente soy recreado como una copia de Jesús, en Su perfección y justicia. ¡Soy un hombre de Cristo plenamente desarrollado! Ahora bien, necesito crecer en las cosas espirituales, y hago eso renovando mi mente y creciendo en mi comunión con mi Padre Celestial.

El pacto que tienes con Dios no se basa en lo que has hecho; se basa en lo que Jesús ha hecho. Fue un pacto hecho entre Dios y Jesús, pero gracias a Dios, fuimos incluidos en él. Él me hizo perfecto en Cristo para que pudiera ser parte de Su perfección y estar completamente libre del pecado y, por lo tanto, de todas las enfermedades físicas, mentales y emocionales. No hay nada que se interponga entre Dios y yo cuando se trata de mi comunión con Él, y mucho menos de mi sanidad, porque en Cristo soy perfecto.

Si en mi espíritu yo soy perfecto, esto también debería afectar a mi cuerpo porque lo que fluye en mí, debería fluir a través de mí. Yo soy por siempre justo porque morí al pecado. Porque soy la justicia de Dios, la vida fluye. Morí al pecado y fui hecho perfecto y lleno de Su vida abundante.

Capítulo 10
LLENO DE VIDA

Cuando Dios creó al hombre, lo hizo a Su imagen y conforme a Su semejanza. Cuando Dios creó al hombre, era bueno; el hombre era justo, espiritualmente vivo y lleno de la vida y naturaleza de Dios. El hombre era perfecto, tal como Dios, y como resultado, era capaz de contener Su vida abundante; sin embargo, cuando Adán pecó, murió espiritualmente y perdió la vida y naturaleza de Dios.

> **Génesis 2:15-17 / Reina Valera Actualizada (RVA – 2015)**
> [15] Tomó, pues, el SEÑOR Dios al hombre y lo puso en el jardín de Edén, para que lo cultivara y lo guardara. [16] Y el SEÑOR Dios mandó al hombre diciendo: "Puedes comer de todos los árboles del jardín; [17] pero del árbol del conocimiento del bien y del mal no comerás, porque el día que comas de él, ciertamente morirás".

> **Génesis 3:19 / Reina Valera Actualizada (RVA – 2015)**
> [19] Con el sudor de tu frente comerás el pan hasta que vuelvas a la tierra, pues de ella fuiste tomado. Porque polvo eres y al polvo volverás.

Cuando Adán desobedeció, se desconectó de la vida de Dios y de inmediato se conectó a la muerte. Nunca fue el plan de Dios que la humanidad muriera. La muerte, la enfermedad, la pobreza, los problemas mentales, la depresión, la adicción: estas cosas no estaban en el plan de Dios. Dios nunca diseñó ninguna de estas cosas. Todo esto y más fue el resultado de que la vida de Dios se perdiera para el hombre. Cuando Adán se conectó a la muerte, produjo un flujo de pecado y enfermedad en todos los que nacerían después de él. Afortunadamente, Dios tenía un plan.

> **Génesis 3:14-15 / Reina Valera Actualizada (RVA – 2015)**
> [14] Entonces el SEÑOR Dios dijo a la serpiente: - Porque hiciste esto, serás maldita entre todos los animales domésticos y entre todos los animales del campo. Te arrastrarás sobre tu vientre y comerás polvo todos los días de tu vida. [15] Y pondré enemistad entre ti y la mujer, y entre tu descendencia y su descendencia; esta te herirá en la cabeza, y tú la herirás en el talón.

Dios enviaría a Jesús para derrotar por completo a satanás y despojarlo de la autoridad que obtuvo de Adán en el Jardín del Edén. Fue en este momento cuando el plan de redención de Dios entró en efecto y Dios comenzó a orquestar la venida de Jesús como el Último Adán.

Después de cuatro mil años de profecías sobre el Mesías venidero, Jesús nació. Jesús siendo cien por ciento Dios, pero nacido como cien por ciento hombre. Jesús, el último Adán, enviado a arreglar lo que el primer Adán estropeó.

> **1 Corintios 15:45 / Reina Valera Actualizada (RVA – 2015)**
> [45] Así también está escrito: el primer hombre Adán llegó a ser un alma viviente; y el postrer Adán, espíritu vivificante.

Jesús vino a ser un espíritu dador de vida; vino a poner en nosotros lo que el primer Adán perdió. ¿Cómo sería posible esto? Porque el plan de Dios era ir un paso más allá de lo que hizo con el primer Adán. En el Jardín del Edén, el hombre era como Dios pero no uno con Dios y el pacto que Dios hizo fue entre Él y el hombre. En el plan de redención de Dios, Dios iba a hacer un pacto consigo mismo y unirse con nosotros.

Si creciste en círculos de la iglesia habrás escuchado sobre el camino romano, él cual era un grupo de Escrituras en el libro de Romanos que te llevarían por el camino de la salvación. Bueno, hace varios años, cuando estudiaba sobre la vida de Dios, encontré lo que yo llamo el Camino de la Vida. Hay varias Escrituras clave en el libro de Juan que muestran el plan de Dios para restaurar Su vida a la humanidad. Todo comienza en Juan uno.

> **Juan 1:1-5 / Reina Valera Actualizada (RVA – 2015)**
> ¹En el principio era la Palabra, y la Palabra era con Dios, y la Palabra era Dios. ² Ella era en el principio con Dios. ³ Todas las cosas fueron hechas por medio de ella, y sin ella no fue hecho nada de lo que ha sido hecho. ⁴ En ella estaba la vida, y la vida era la luz de los hombres. ⁵ La luz resplandece en las tinieblas, y las tinieblas no la vencieron.

La palabra vida es la palabra griega *zoe* que simplemente significa "**la vida de Dios**". Cada vez que ves la frase "**vida eterna**", "**vida abundante**", "**vida eterna**", sigue siendo *zoe*, la vida de Dios. Jesús es la Palabra y esta vida estaba en Él. Fue enviado a la tierra lleno de la vida de Dios.

El siguiente paso en este Camino de la Vida se encuentra en **Juan 5**. En este pasaje, encontramos a Jesús declarar que es poseedor de la vida de Dios y que puede darla

Juan 5:21,26 / Reina Valera Actualizada (RVA – 2015)
²¹ Porque así como el Padre resucita a los muertos y les da vida, así también el Hijo da vida a los que quiere. ²⁶ Porque así como el Padre tiene vida en sí mismo, así también dio al Hijo el tener vida en sí mismo.

Nota que la misma vida que el Padre tiene es la misma vida que Jesús tiene en sí mismo. ¡Porque Jesús era poseedor de la vida, entonces también podía darla cuando quisiera! Amigo, no puedes dar algo que no tienes; solo puedes dar lo que está en tu posesión. Esta vida no era algo por lo que Jesús estaba esperando o creyendo; la vida de Dios era su posesión actual, ¡era algo de lo que estaba lleno y rebosaba!

A medida que continuamos por el Camino de la Vida, llegamos a **Juan 10:10**.

Juan 10:10 / Reina Valera Actualizada (RVA – 2015)
¹⁰ El ladrón no viene sino para robar, matar y destruir. Yo he venido para que tengan vida, y para que la tengan en abundancia.

¿Alguna vez has notado que cuando la gente habla sobre por qué Jesús vino a la tierra, casi siempre dicen que fue para que puedas ir al Cielo? Ciertamente, hay un Cielo que ganar y un infierno que evitar... pero la prioridad de la venida de Jesús no fue solo llevarte al Cielo. Jesús no vino a cambiar tu destino; Jesús vino a cambiar tu posición. Estábamos lejos de Dios y Jesús vino a unirnos con Dios. Jesús no vino solo para llevarnos a algún lugar; vino para poner algo en nosotros: ¡la vida de Dios!

¡Jesús vino para que tuviéramos vida! ¿Cómo podríamos obtener realmente esta vida? Se encuentra en **Juan 17**, el último paso en el Camino de la Vida.

Juan 17:20-23 / Reina Valera Actualizada (RVA – 2015)

[20] "Pero no ruego solamente por estos sino también por los que han de creer en mí por medio de la palabra de ellos; [21] para que todos sean uno así como tú, oh Padre, en mí y yo en ti, que también ellos lo sean en nosotros; para que el mundo crea que tú me enviaste. [22] Yo les he dado la gloria que tú me has dado para que sean uno, así como también nosotros somos uno. [23] Yo en ellos y tú en mí, para que sean perfectamente unidos; para que el mundo conozca que tú me has enviado, y que los has amado como también a mí me has amado.

Mientras Jesús estaba en el aposento alto con los discípulos, participaron de la cena de la Pascua. Del mismo modo que los israelitas participaban de la cena de la Pascua y esta les introducía en un pacto con Dios lleno de promesas de salud, la última cena de la Pascua de Jesús con los discípulos significaba el final de ese pacto. Las palabras que pronunció Jesús al orar esta oración profética sobrenatural predijeron lo que implicaría este nuevo pacto, pero también el propósito de Su venida y revelaron el clamor de Su corazón: la unión con el hombre.

La oración de Jesús era que tú y yo fuéramos uno con Él y con el Padre. ¿Por qué era tan importante la unión? Porque Dios puso en Cristo lo que Él quería en nosotros: la vida de Dios. La vida de Dios era el ingrediente faltante; era la preciosa sustancia celestial que era el sistema inmunológico original de Dios.

La salvación no se trataba de llevarnos a algún lugar, sino de convertirnos en uno con la Vid para que todo lo que fluyera en Él fluyera en nosotros. El Evangelio de Jesús no se trata de ti en el Cielo; se trata de Cristo en ti y Su vida fluyendo en ti.

A través de nuestra unión con Cristo, Su vida fluye en nosotros... pero ¿qué hace? ¡Mira lo que dice el apóstol Pablo sobre la vida de Dios en ti!

2 Corintios 4:7-12 / Reina Valera Actualizada (RVA – 2015)
[7] Con todo, tenemos este tesoro en vasos de barro para que la excelencia del poder sea de Dios y no de nosotros. 8 Estamos atribulados en todo pero no angustiados; perplejos pero no desesperados; [9] perseguidos pero no desamparados; abatidos pero no destruidos. 10 Siempre llevamos en el cuerpo la muerte de Jesús por todas partes para que también en nuestro cuerpo se manifieste la vida de Jesús. [11] Porque nosotros que vivimos, siempre estamos expuestos a muerte por causa de Jesús, para que también la vida de Jesús se manifieste en nuestra carne mortal. [12] De manera que en nosotros actúa la muerte, pero en ustedes actúa la vida.

¡Mira lo que dice Pablo! Nuestros cuerpos, estos vasos terrenales, son portadores de la vida y el poder de Dios. No importa lo que se le presente, no puede opacar, superar ni detener la vida de Dios en nosotros. ¿Qué se supone que debe hacer esta vida? ¡Se supone que la vida de Jesús afecta nuestros cuerpos humanos!

Esta vida de Dios es literalmente el sistema inmunológico original de Dios. Realmente creo que lo que vemos existir en nuestros cuerpos hoy es literalmente la misericordia de Dios. ¿Por qué? Porque Dios ama a las personas y sin eso, las personas nunca tendrían mucha existencia. El problema es que nuestro sistema inmunológico natural solo puede funcionar hasta cierto punto y luego es vencido por la enfermedad, pero este no era el plan perfecto de Dios. El plan perfecto de Dios era la vida de Dios. ¿Por qué es eso? ¿Recuerdas el primer paso en el Camino de la Vida?

Juan 1:4-5 / **Biblia Amplificada Clásica Edición (AMPC)**
⁴En Él estaba la Vida, y la Vida era la Luz de los hombres.
⁵ Y la Luz brilla en la oscuridad, porque la oscuridad nunca la ha vencido [apagado, absorbido o apropiado, y es reacia a ella].

La oscuridad no puede vencer a la luz. La luz siempre triunfa, gana y conquista. La vida de Dios es la luz de Dios. Las enfermedades de la maldición no pueden vencer la luz de Dios. La vida de Dios es la luz en nosotros que hace desaparecer las tinieblas y desinfecta cualquier germen que intente venir contra nosotros. ¡La vida de Dios literalmente te puso en una posición para nunca enfermarte de nuevo porque está fluyendo en ti como un ser espiritual!

Nunca olvidaré cuando en la primavera de 2006 tuve mi experiencia en el Cielo. Fue el 1 de abril de 2006 cuando me acosté para dormir y de repente me encontré en el Cielo. Ahora ciertamente no espero que todos me crean, pero sé lo que sé. Fue como lo que dijo el apóstol Pablo: **"En el cuerpo o fuera del cuerpo, no lo sé"**. Todo lo que puedo decir es que tan pronto como cerré los ojos, estaba allí.

Lo primero que noté no fue lo que vi, sino cómo me sentía. Había una paz que nunca había experimentado antes; era la paz de Dios que sobrepasa todo entendimiento. Era una paz que, honestamente, resultaba simplemente indescriptible. Lo segundo que llamó mi atención fue el pulso de electricidad que fluía en mi cuerpo. La única forma en que sé cómo describirlo es como si pusieras una unidad TENS (Estimulación Nerviosa Eléctrica Transcutánea) en tus músculos y sintieras la suave pulsación de la electricidad, era así, pero en el interior de todo mi cuerpo. Recuerdo estar allí parado en un camino con un edificio a mi izquierda y un hermoso paisaje a mi alrededor... pero estaba hipnotizado por lo que sentía en mi interior.

Hubo mucho más en esta experiencia, pero la parte que es pertinente a lo que estamos hablando aquí es la luz que pulsaba a través de mi cuerpo. En ese momento no me di cuenta, ¡pero era la vida de Dios fluyendo en mí! No fue hasta alrededor de 2015 que comencé a ver la realidad de la vida de Dios en toda la Escritura y me quedé asombrado. Me llevó a escribir un libro llamado Poseedores de Vida y literalmente transformó la forma en que hacía ministerio y la forma en que me veía a mí mismo.

Dios puso Su vida en mí en el mismo grado que Él la tiene y Jesús la tiene. Esa vida que está fluyendo a través de nosotros por nuestra unión con Cristo... está en nosotros ahora y para siempre. La gran mayoría de los creyentes saben que esta vida abundante es para el futuro, pero la mayoría no se da cuenta de que también es para ahora mismo para afectar nuestros cuerpos mortales. Hemos aceptado de todo corazón que el perdón es un beneficio de la salvación, pero luego nos detenemos. Hay más beneficios como protección, seguridad y sanidad. ¡Esta vida es para mantener alejadas la enfermedad y las dolencias y renovar nuestra juventud como la de las águilas!

Salmos 103:1-5 / Reina Valera Actualizada (RVA – 2015)
[1] Bendice, oh alma mía, al SEÑOR. Bendiga todo mi ser su santo nombre. [2] Bendice, oh alma mía, al SEÑOR y no olvides ninguno de sus beneficios. [3] Él es quien perdona todas tus iniquidades, el que sana todas tus dolencias, [4] el que rescata del hoyo tu vida, el que te corona de favores y de misericordia, [5] el que sacia con bien tus anhelos de modo que te rejuvenezcas como el águila.

Si un pacto con Dios que detuvo el flujo del pecado podía proporcionar juventud continua, ¿cuánto más un pacto con Dios que eliminó completamente el flujo de la muerte? Ciertamente, nuestros cuerpos envejecen y eventualmente morirán, pero no tienen que morir porque nuestros cuerpos se desgastan; mueren porque dejamos el cuerpo. ¡La vida de Dios debe afectar tu cuerpo!

Romanos 8:11 / Reina Valera Actualizada (RVA – 2015)
[11] Y si el Espíritu de aquel que resucitó a Jesús de entre los muertos mora en ustedes, el que resucitó a Cristo de entre los muertos también les dará vida a sus cuerpos mortales mediante su Espíritu que mora en ustedes.

En la carta de Pablo a los Romanos, nuevamente encontramos a Pablo dándonos una visión de la vida de Dios y nuestros cuerpos. La mayor demostración del poder de Dios que el universo haya visto fue el día en que resucitó a Jesús de entre los muertos. Cuando levantó a Jesús, la vida de Dios fluyó como nunca antes y, sin embargo, el mismo poder que se ejerció cuando levantó a Jesús es la misma vida para tu cuerpo. Nota que esta vida no está fluyendo desde el Cielo; esta vida está fluyendo del Espíritu Santo en ti como un ser espiritual. ¡Esto significa que dondequiera que vayas, hay un río de vida listo para fluir de ti!

Cuando era niño, solíamos cantar esta canción en la iglesia llamada **"Tengo un río de vida"**. El primer verso y el estribillo van así:

Hay un río de vida que fluye de mí.
Hace que el cojo camine y el ciego vea.
Abre puertas de prisión, libera al cautivo.
Hay un río de vida que fluye de mí.
¡Brota, oh fuente, dentro de mi alma!
¡Brota oh fuente y hazme completo!
¡Brota oh fuente y dame esa vida en abundancia!

Esta canción era más una canción infantil cantada en los años 1980, pero habla de una poderosa canción llena de verdad bíblica. Todavía me sorprende que cantamos esa canción hace más de cuarenta años y aún la Iglesia ni siquiera lo ha creído, mucho menos lo ha puesto en práctica en sus vidas. Mira las palabras: ¿de dónde proviene el flujo de vida? ¡No viene del Cielo; está saliendo de ti! Cantábamos correctamente, pero luego, cuando llegaba la predicación y la aplicación, ¡aún estábamos esperando que Dios la derramara!

La vida de Dios es una sustancia espiritual que fluye en la persona justa. La justicia es la posición y la condición del creyente. ¡Somos completos, perfectos y justos! La gente está esperando que el poder de sanidad venga del Cielo, pero en realidad ya está en quien es justo.

Romanos 8:10-11 /
Biblia Amplificada Clásica Edición (AMPC)
[10] Pero si Cristo vive en ti, [entonces aunque] tu cuerpo [natural] está muerto a causa del pecado y la culpa, el espíritu está vivo a causa de [la] justicia [que Él te imputa]. [11] Y si el Espíritu de Aquel que resucitó a Jesús de entre los muertos habita en ustedes, [entonces] Aquel que resucitó a Cristo Jesús de entre los muertos también restaurará a la vida sus cuerpos mortales (de corta vida, perecederos) por medio de Su Espíritu que habita en ustedes.

Tú como ser espiritual estás lleno de vida abundante y eterna, ¡la vida que Dios es y tiene! ¿Dónde está esa vida? La vida de Dios está en ti. ¿Qué afectará esa vida? ¡La vida de Dios no solo te cambió como ser espiritual, sino que fluye en ti y afectará tu cuerpo mortal!

¡Jesús vino a darte vida y dártela en abundancia! Esta vida no solo debería impactarte en lo espiritual, sino también afectar tu cuerpo. Lo mejor de todo, ¡no solo era para tu cuerpo, sino que la vida de Dios está allí para fluir de ti y hacia los demás!

¿Notaste cuántas veces en los Evangelios leemos sobre personas que intentaban tocar a Jesús? La gente quería tocarlo porque sabía que de Él fluía poder. ¿Por qué fluía este poder de Él? Porque Jesús sabía que era poseedor de vida. Esta vida lo mantenía libre de enfermedades, pero también sanaba a aquellos que lo tocaban con fe.

> **Lucas 6:17-19 / Reina Valera Actualizada (RVA – 2015)**
> [17] Descendió con ellos y se detuvo en una llanura, junto con una multitud de sus discípulos y un gran número de personas de toda Judea, de Jerusalén y de las costas de Tiro y de Sidón, que habían venido para oírlo y para ser sanados de sus enfermedades. [18] Los que eran atormentados por espíritus inmundos eran sanados, [19] y toda la gente procuraba tocarlo; porque salía poder de él y sanaba a todos.

Una y otra vez, la gente intentaba llegar a Jesús. ¿Por qué? Ellos no tenían esta vida en ellos. Porque estaban conectados al primer Adán, eran pecadores y estaban conectados al flujo de la muerte - ¡pero Jesús tenía un flujo de vida porque Él era justo! Como resultado, todas las personas conectadas a la muerte necesitaban tocar a Jesús porque Él tenía un flujo de vida dentro de Él.

Afortunadamente, cuando tú y yo nos hicimos uno con Cristo, fuimos conectados al mismo flujo. Ahora, como una nueva creación en Cristo, tenemos esa misma vida fluyendo en nosotros que está fluyendo en Jesús. De la misma manera que Jesús es poseedor de esta vida, tú y yo también somos poseedores de esta vida.

En nuestras conferencias de sanidad, este es uno de los aspectos más importantes de los servicios. Quiero que la gente sepa lo que lleva dentro. No hago hincapié en que la gente venga a mí para que les imponga las manos. Aunque impongo las manos a la gente, si es necesario, insisto en que la gente tenga milagros para sí mismos allí donde están sentados, sin que nadie los toque. Recuerdo en 2013, cuando experimenté uno de los mejores servicios en los que he tenido el privilegio de participar; fue en un campamento juvenil en Spokane, Washington. Uno de mis mejores amigos, Bryant Hemphill, era el pastor de jóvenes de la iglesia anfitriona y me había invitado a hablar durante los servicios nocturnos. Mientras predicaba sobre nuestra unión con Cristo y esta preciosa vida en nosotros, de repente empezaron a suceder milagros. Una consejera del campamento levantó la mano mientras yo predicaba y dijo: "**¡Chad, tienes que venir a ver esto!**" Me acerqué y señaló a la chica que estaba sentada a su lado.

Esta joven tenía una enfermedad de la piel en todo su cuerpo. Sin embargo, mientras estaba allí de pie observando, fue como si alguien tomara una goma de borrar, comenzara por la parte superior de su cabeza y la deslizara lentamente hacia abajo. De repente, todos en la habitación corrieron hacia ella y todos observamos cómo esta enfermedad de la piel desaparecía de arriba abajo. La joven fue completamente sanada ante sus propios ojos. Mientras veíamos esto, los adolescentes eran sanados en toda la habitación. Un chico que era legalmente ciego fue sanado instantáneamente. Una chica con una pierna más corta vio cómo crecía ante sus ojos. Un chico con un ligamento cruzado anterior desgarrado fue sanado. Una chica con un manguito rotador desgarrado fue sanada. Fue asombroso escuchar todos los testimonios de sanidad que tuvieron lugar durante toda la noche.

Así es como me gusta que sucedan nuestros servicios y conferencias de sanidad. ¿Sabes por qué suceden estas cosas? Porque pongo el énfasis en lo que tienen dentro de ellos, no en lo que necesitan obtener. Una vez que comprenden lo que tienen dentro de ellos, entonces les resulta aún más fácil liberarlo a otros, ¡tal como Jesús!

Recientemente, April y yo estábamos en Puerto Rico impartiendo una conferencia. Yo estaba enseñando sobre la vida de Dios en nosotros y vimos cómo surgían milagros. Antes de que terminara el servicio, una mujer en particular tuvo que irse un poco temprano. Dijo que tenía un grave problema de espalda y hombro, pero mientras estaba en el estacionamiento caminando hacia su auto, fue sanada. Sintió un calor que la invadió y todo el dolor desapareció, ¡y recuperó toda su movilidad! Mientras ella estaba en el estacionamiento, nosotros habíamos comenzado a ministrar a varias personas en la congregación. Había una joven de veinte años que se había lesionado gravemente el tobillo. Estaba morado y azul, hinchado y cojeaba sobre él con la ayuda de muletas. April y yo le pusimos las manos y liberamos la vida de Dios en ella. Luego, April tomó su mano y comenzaron a caminar. Mientras caminaban, se podía ver en los ojos de la joven que ya no sentía dolor. ¡Soltó la mano de April y comenzó a correr, saltar y bailar! Era bailarina y tenía un recital al día siguiente; ¡estaba tan emocionada porque ahora iba a poder participar! Eso fue genial, ¡pero la historia se pone aún mejor! Mientras April y la mujer caminaban por el frente del auditorio, al pasar por algunas personas, había algunos chicos adolescentes que tenían lesiones en el tobillo y la rodilla y fueron sanados instantáneamente mientras April y la mujer caminaban frente a ellos. ¡La vida de Dios estaba fluyendo!

Nunca olvides que las personas justas están llenas de vida. No se trata de ti; se trata de a quién estás conectado. Cuanto más sepamos, más fluirá. Cuanto más conscientes nos volvamos de lo que tenemos, más veremos que fluye en nosotros y a través de nosotros. Cuando entiendas tu posición en Cristo, entenderás tus posesiones en Cristo, y una de esas posesiones preciosas e invaluables es la vida de Dios.

Capítulo 11
EL FLUIR EN TI

Es importante entender que eres un ser compuesto de tres partes: eres un espíritu, tienes un alma (tu mente, voluntad y emociones) y habitas en tu cuerpo. Dios nos creó de tal manera que tú, el espíritu, estarías en control de las otras partes. Dios lo hizo para que el espíritu no solo dominara al cuerpo, sino también para que el contenido de nuestro espíritu afectara a nuestro cuerpo. En el principio de la creación, Dios creó al hombre a su imagen y semejanza. Luego, en **Génesis 2**, vemos algo extraordinario suceder.

> **Génesis 2:7 / Reina Valera Actualizada (RVA – 2015)**
> [7] Entonces el SEÑOR Dios formó al hombre del polvo de la tierra. Sopló en su nariz aliento de vida, y el hombre llegó a ser un ser viviente.

Dios no solo creó al hombre para que actuara como Él, se pareciera a Él y pensara como Él, Dios también diseñó y llamó al hombre a vivir como Él y luego le dio al hombre el equipamiento para hacerlo posible: la vida de Dios. La Biblia nos dice que Dios sopló vida en el hombre y el hombre se convirtió en un ser viviente. Quiero señalar que el cuerpo del hombre estaba inactivo y en reposo; no había movimiento, ni actividad, ni vida producida desde el cuerpo hasta que entró la vida de Dios. Dios colocó su espíritu lleno hasta el máximo de vida eterna en el cuerpo del hombre. Tan pronto como la vida de Dios entró en el cuerpo, el cuerpo cobró vida. Observa que el cuerpo respondió al espíritu, no al revés.

Amigo, ¡Dios diseñó tu cuerpo para ser esclavo tuyo porque eres espíritu! Tu cuerpo no puede hacer su trabajo completamente sin la vida de Dios. Tu cuerpo está intentando sanar instintivamente, pero para que tu cuerpo funcione de la manera en que Dios lo diseñó para funcionar, necesita esa sustancia celestial fluyendo en cada célula de tu ser. Ya hemos visto cómo Adán perdió la vida de Dios y cómo Jesús vino a recuperarla para nosotros. Veamos algunos ejemplos con Jesús. Luego, quiero que veas lo que la Palabra de Dios tiene que decir sobre esta maravillosa vida del Cielo que reside en ti como espíritu.

> **Juan 4:9-14 / Reina Valera Actualizada (RVA – 2015)**
> [9] Entonces la mujer samaritana le dijo: —¿Cómo es que tú, siendo judío, me pides de beber a mí, siendo yo una mujer samaritana? —porque los judíos no se tratan con los samaritanos [10] Respondió Jesús y le dijo: —Si conocieras el don de Dios y quién es el que te dice: "Dame de beber", tú le hubieras pedido a él y él te habría dado agua viva. [11] La mujer le dijo: —Señor, no tienes con qué sacar y el pozo es hondo. ¿De dónde, pues, tienes el agua viva? [12] ¿Acaso eres tú mayor que nuestro padre Jacob quien nos dio este pozo y quien bebió de él, y también sus hijos y su ganado? [13] Respondió Jesús y le dijo: —Todo el que bebe de esta agua volverá a tener sed. [14] Pero cualquiera que beba del agua que yo le daré, nunca más tendrá sed sino que el agua que yo le daré será en él una fuente de agua que salte para vida eterna.

Mientras Jesús habla con la mujer samaritana, hace una declaración sobre la sanidad que la mayoría de gente pasa por alto. Jesús dijo: "**El agua que yo te daré, se convertirá en ti en** una fuente de agua que brota para dar vida eterna". Jesús está hablando de la vida de Dios aquí; hay tres aspectos que quiero que veas en esta declaración. En primer lugar, Jesús dijo: "**El agua que yo doy**". Esta sustancia espiritual era algo que Jesús nos estaba dando. Esto no era algo que se daría repetidamente; era un regalo de una sola vez. En segundo lugar, esta sustancia espiritual no era un regalo para poner en tus manos; era algo para poner en tu espíritu. En tercer lugar, esta sustancia en tu espíritu sería una fuente continua de la cual fluiría la vida.

Juan 7:38 / Reina Valera Actualizada (RVA – 2015)
[38] El que cree en mí, como dice la Escritura, ríos de agua viva correrán de su interior.

Juan 7:38 / The Passion Translation (TPT)
[38] ¡Cree en mí para que ríos de agua viva broten desde dentro de ti, fluyendo desde tu ser interior, tal como dice la Escritura!"

Jesús no solo está hablando de la salvación, sino también de la salud divina. El plan de Dios era que a través de la salvación, la vida de Dios fluyera en nuestro espíritu y fuera un flujo continuo de sanidad y salud en nuestro cuerpo y en los demás. Este fue el plan de Dios en el jardín del Edén y el plan nunca ha cambiado. Recuerda, Dios puso esta vida en Jesús y Jesús vino para que pudiéramos experimentar esta vida abundantemente.

Amigo, ¡aquí tienes una revelación poderosa para ti: como cristiano, ya no tienes que pedirle a Dios que te sane! ¿No me crees? ¡Veamos más Escrituras! En el capítulo uno de Efesios, el apóstol Pablo nos da una oración que él oraba continuamente por la Iglesia.

Efesios 1:15-20 / Reina Valera Actualizada (RVA – 2015)
[15] Por esta razón, yo también, habiendo oído de la fe

que tienen en el Señor Jesús y de su amor para con todos los santos, [16] no ceso de dar gracias por ustedes recordándoles en mis oraciones. [17] Pido que el Dios de nuestro Señor Jesucristo, el Padre de gloria, les dé espíritu de sabiduría y de revelación en el pleno conocimiento de él; [18] habiendo sido iluminados los ojos de su entendimiento para que conozcan cuál es la esperanza a la que los ha llamado, cuáles las riquezas de la gloria de su herencia en los santos, [19] y cuál la inmensurable grandeza de su poder para con nosotros los que creemos, conforme a la operación del dominio de su fuerza. [20] Dios la ejerció en Cristo cuando lo resucitó de entre los muertos y lo hizo sentar a su diestra en los lugares celestiales.

Pablo oró para que Dios nos diera una cosa: revelación. ¿Por qué? Porque Pablo quería que comprendiéramos lo que Dios ya nos había dado. ¿Cuál era una de las cosas que Dios ya nos había dado a través de nuestra unión con Cristo? ¡El mismo poder que resucitó a Jesús de entre los muertos! También lo vemos en **Romanos 8:11**.

> **Romanos 8:11 / Reina Valera Actualizada (RVA – 2015)**
> [11] Y si el Espíritu de aquel que resucitó a Jesús de entre los muertos mora en ustedes, el que resucitó a Cristo de entre los muertos también les dará vida a sus cuerpos mortales mediante su Espíritu que mora en ustedes.

Nuevamente, ¿dónde está este poder? EN TI COMO ESPÍRITU. No necesitas descifrar qué pasos y claves necesitas realizar para que Dios lo libere desde el Cielo; ¡esta vida está EN TI! **Romanos 8:11** no habla de resurrección de entre los muertos. No necesitas vida para tu cuerpo mortal cuando mueres ¿Entiendes por qué? ¡Porque Dios te va a dar un cuerpo inmortal después de que mueras! Tu cuerpo mortal necesita vida mientras estás en la tierra y toda la medicina que podrías necesitar ha sido depositada en tu espíritu cuando dijiste: «¡Jesús, **te recibo como mi Señor y Salvador!**».

Cuando te uniste a Cristo, Dios se depositó en ti. La vida que fluye en Él en este momento se ha derramado en abundancia en tu espíritu. Así que en lugar de tratar de hacer que Dios te sane, necesitas una revelación de la realidad de que el poder de sanidad que necesitas está en tu espíritu en este momento. Ha sido un poco desconcertante para mí cómo hemos tenido la revelación de que Dios está en nosotros pero pensamos que dejó su poder de sanidad en el Cielo. ¡No puedes separar a Dios y su poder! No puedes separarlo a Él y su vida.

¿Cómo es posible que Él esté en ti y que todas Sus cosas sigan en el Cielo? Me gusta decirlo así: cuando Dios se mudó a ti, ¡trajo todo el camión de mudanzas! ¿Te das cuenta de que eso es bíblico? **Efesios 1:3** dice: «**Bendito sea el Dios y Padre de nuestro Señor Jesucristo, que nos ha bendecido con toda bendición espiritual en los lugares celestiales en Cristo**». Todo lo que el Cielo tiene para ofrecer llegó a ser nuestro EN CRISTO. ¿Dónde está Cristo? ¡EN TI! Deja de pedirle a Dios que te sane y empieza a pedirle a Dios la revelación de la vida de Dios EN TI.

Esta poderosa verdad es tan simple que la hemos pasado por alto todos estos años y, sin embargo, está en toda la Escritura. EL PODER FLUYÓ DEL ESPÍRITU DE JESÚS. Vemos la vida de Dios fluyendo de Jesús durante su ministerio terrenal. En **Marcos 5**, encontramos a la mujer con el problema de flujo de sangre tratando de llegar a Jesús. Aparentemente, la gente había empezado a comprender que si tan solo tocaban a Jesús, podían ser sanados.

Marcos 5:27-30 / Reina Valera Actualizada (RVA – 2015)
²⁷ Cuando oyó hablar de Jesús, vino por detrás de él entre la multitud y tocó su manto ²⁸ porque ella pensaba: "Si solo toco su manto, seré sanada". ²⁹ Al instante se secó la fuente de su sangre y sintió en su cuerpo que ya estaba sana de aquel azote. ³⁰ De pronto, Jesús, reconociendo dentro de sí que había salido poder de él, volviéndose a la multitud dijo: —¿Quién me ha tocado el manto?

¿De dónde vino el poder? Salió DE Jesús. Esta vida estaba en el espíritu de Jesús y la fe la sacó. La vida de Dios fluyó fuera del espíritu de Jesús, a través de su cuerpo y dentro de la mujer. ¿Notaste que Jesús nunca oró para que Dios sanara a nadie? Te reto a que encuentres una sola vez en la que Jesús oró para que Dios abriera los ojos de los ciegos, sanara los oídos de los sordos, resucitara a los muertos, etc. Jesús NUNCA oró para que Dios le diera el poder, para ser más ungido o cualquiera de las otras cosas religiosas que muchos de nosotros hacemos. Jesús entendió que la vida de Dios estaba en su espíritu y Él podía darla cuando lo necesitara. Con el tiempo, ¡la gente durante el ministerio terrenal de Jesús comenzó a darse cuenta de esto!

Lucas 6:17-19 / Reina Valera Actualizada (RVA – 2015)
¹⁷ Descendió con ellos y se detuvo en una llanura, junto con una multitud de sus discípulos y un gran número de personas de toda Judea, de Jerusalén y de las costas de Tiro y de Sidón, que habían venido para oírlo y para ser sanados de sus enfermedades. ¹⁸ Los que eran atormentados por espíritus inmundos eran sanados, ¹⁹ y toda la gente procuraba tocarlo; porque salía poder de él y sanaba a todos.

Nuevamente, ¿de dónde vino el poder? Salió DE Jesús; esto significa que tenía que estar EN el espíritu de Jesús y sabemos que así era porque **Juan 1:4** dice: "EN ÉL estaba la vida". La misma vida que fluía en el Padre era la misma vida que fluía en Jesús.

Juan 5:26 / Reina Valera Actualizada (RVA – 2015)
²⁶ Porque así como el Padre tiene vida en sí mismo, así también dio al Hijo el tener vida en sí mismo.

¿Dónde estaba la vida? EN ÉL. La vida de Dios estaba en el espíritu de Jesús y en el momento en que se liberaba la fe, la vida de Dios fluía del espíritu de Jesús y fuera de su cuerpo. No había necesidad de que Jesús orara para que Dios sanara a alguien cuando Dios ya le había dado a Jesús la vida para desatar la sanidad. Por eso es tan importante entender quién eres y qué tienes en Cristo. Nunca juzgues lo que puedes hacer por lo que puedes ver. Cuando entiendes lo que tienes en tu espíritu, nunca cuestionarás tu capacidad para enfrentarte a la enfermedad, la dolencia o la muerte.

Nunca confundas tu posesión con tu situación. ¿Entiendes lo que quiero decir? Debes saber que la vida de Dios que posees en tu espíritu es mucho más grande que cualquier circunstancia que estés enfrentando. ¡Smith Wigglesworth solía decir: "**Soy mil veces más grande por dentro de lo que soy por fuera!**"

Cada vez que Jesús ponía sus manos sobre alguien, la vida de Dios fluía de su espíritu hacia la persona. Ahora déjame hacerte una pregunta. Dado que la vida de Dios fluía del cuerpo de Jesús, ¿no crees que también estaba afectando el cuerpo de Jesús? ¡Sí, ciertamente lo estaba haciendo! ¿Notaste que Jesús nunca estuvo enfermo en la tierra? No fue porque fuera el Hijo de Dios; fue porque la vida de Dios fluía continuamente en su cuerpo. Amigo, la vida de Dios en tu espíritu está ciertamente allí para liberarse en los cuerpos de otras personas, pero también está allí para ti. Recuerda, tienes un pozo de vida siempre fluyendo en tu espíritu listo para liberarse en tu cuerpo. Realmente es la respuesta para la salud divina. ¡Smith Wigglesworth dijo: **"No es nada menos que la vida del Señor mismo impartida y fluyendo en todo nuestro ser, de modo que nuestro propio cuerpo es vivificado, de modo que cada tejido y cada gota de sangre y nuestros huesos y articulaciones y médula reciban esta vida divina".**

Capítulo 12
¿QUIÉN CREES QUE ERES?

Espero que estés viendo la importancia de nuestra identidad ahora. Nuestra identidad en Cristo literalmente lo es todo. Antes de comenzar la fase de ministerio en la que estoy ahora, pastoreé durante quince años y durante ese tiempo, encontré que el problema número uno para las personas en la iglesia era no conocer su identidad en Cristo.

Es tan importante en la vida que siempre ha sido el principal objetivo de satanás con la humanidad en sus tentaciones; puedes rastrear esto hasta el jardín del Edén.

Génesis 3:1-5 / Reina Valera Actualizada (RVA – 2015)
[1] Entonces la serpiente, que era el más astuto de todos los animales del campo que el SEÑOR Dios había hecho, dijo a la mujer: —¿De veras Dios les ha dicho: "No coman de ningún árbol del jardín"? [2] La mujer respondió a la serpiente: —Podemos comer del fruto de los árboles del jardín. [3] Pero del fruto del árbol que está en medio del jardín ha dicho Dios: "No coman de él ni lo toquen, no sea que mueran". [4] Entonces la serpiente dijo a la mujer: —Ciertamente no morirán. [5] Es que Dios sabe que el día que coman de él, los ojos les serán abiertos, y serán como Dios, conociendo el bien y el mal.

Satanás sabía que Eva ya había sido hecha a imagen de Dios porque Dios lo dijo así en **Génesis 1:26** cuando dijo: "**Hagamos** al hombre a nuestra imagen, conforme a nuestra semejanza". Satanás conocía la identidad de Eva, pero Eva no. Observa la declaración engañosa de satanás: "Si comes del árbol, serás como Dios". Todo esto se redujo a la identidad. Piénsalo: la primera tentación de la humanidad fue acerca de la identidad. Eva no sabía quién era y, como resultado, entregó todo lo que tenía.

En **Lucas 4**, encontramos a Jesús en el desierto siendo tentado por satanás. Lo interesante para mí es que satanás presenta la misma tentación contra el último Adán.

> **Lucas 4:1-3 / Reina Valera Actualizada (RVA – 2015)**
> [1] Entonces Jesús, lleno del Espíritu Santo, volvió del Jordán y fue llevado por el Espíritu al desierto [2] por cuarenta días, y era tentado por el diablo. No comió nada en aquellos días; y cuando fueron cumplidos, tuvo hambre. [3] Entonces el diablo le dijo: —Si eres Hijo de Dios, di a esta piedra que se haga pan.

Mira la primera tentación de satanás hacia Jesús: "**Si realmente eres el Hijo de Dios**". ¿Qué estaba en el centro de la tentación de satanás? Una palabra simple: *identidad*. Afortunadamente, Jesús sabía quién era y, como resultado, no entregó todo lo que tenía.

Por eso es tan importante que conozcamos nuestra identidad en Cristo. No es una declaración religiosa llamativa; literalmente es nuestra vida.

> **2 Corintios 5:17 / Biblia Amplificada Clásica Edición (AMPC)**
> [17] Por tanto, si alguno está [injertado] en Cristo (el Mesías), nueva criatura es (una criatura nueva del todo); lo viejo [la anterior condición moral y espiritual] ha pasado. He aquí que lo fresco y lo nuevo ha llegado.

Si ha habido una Escritura que se ha convertido en el núcleo de lo que soy y de lo que hago, es **2 Corintios 5:17**. ¡Si pudiera reclamar un versículo como mío, sería este! Me define como creyente, pero también es la base de quién soy como persona y el propósito que tengo en esta vida. Cuando recibo la salvación, literalmente me convierto en una persona completamente nueva. Mi antigua forma de vida se ha ido... y no estoy hablando solo de mi antiguo estilo de vida pecaminoso. Cuando la mayoría de la Iglesia habla de convertirse en una nueva creación en Cristo, casi siempre se centra en una sola cosa: ser una mejor persona al no pecar tanto. Amigo, si eso es todo lo que es, tenemos problemas porque conozco personas de otras religiones que se comportan mejor que muchos cristianos que conozco. Convertirse en una nueva criatura en Cristo no se trataba de modificar el comportamiento; se trata de un estilo de vida sobrenatural en el que te vuelves libre de la maldición.

Recuerda, la vida que vivimos en esta tierra debe coincidir con la vida que Jesús tiene en el Cielo. Nos identificamos no solo con Su muerte y resurrección, sino también con Su vida actual. Debemos entender que somos un ser espiritual haciendo vida desde un cuerpo.

> **2 Corintios 5:16-17 / Reina Valera Actualizada (RVA – 2015)**
> [16] De manera que nosotros, de aquí en adelante, a nadie conocemos según la carne; y aun si hemos conocido a Cristo según la carne, ahora ya no lo conocemos así. [17] De modo que si alguno está en Cristo, nueva criatura es; las cosas viejas pasaron; he aquí todas son hechas nuevas.

Este cuerpo en el que estoy no me dice quién soy como espíritu. Mi cuerpo ciertamente puede decirme mi sexo, pero no puede decirme mi identidad en Cristo. Por eso las personas tienen dificultades para mirarse a sí mismas e identificarse con Jesús; se están considerando a sí mismas según la carne y no según Cristo. Debes mirar más allá del espejo en tu baño y mirar el espejo de la Palabra: ¡Jesús!

Así como Jesús es en el Cielo, así somos nosotros en este mundo. ¿Por qué? Porque somos justos.

> **2 Corintios 5:21 / Reina Valera Actualizada (RVA – 2015)**
> [21] Al que no conoció pecado, por nosotros Dios lo hizo pecado, para que nosotros fuéramos hechos justicia de Dios en él.

Mi identidad en Cristo incluye mi posición ante Dios y mi posición en el mundo. Ciertamente, la justicia es un regalo; es algo que no puedo ganar. La justicia es simplemente la gracia de Dios; sin embargo, la justicia no es solo una posesión, es mi condición. Me convertí en la justicia de Dios debido a mi unión con Cristo. No puedo cambiar quién soy; Dios me hizo ser justo.

Nunca olvides que Dios te ha hecho perfecto para siempre. Debido a mi unión con Cristo, soy justo, completo, perfecto y lleno de Su vida. Mi identidad en Cristo es una que está muerta al pecado y viva para Dios porque soy justo.

> **1 Pedro 2:24 1 / Reina Valera Actualizada (RVA – 2015)**
> [24] Él mismo llevó nuestros pecados en su cuerpo sobre el madero a fin de que nosotros, habiendo muerto para los pecados, vivamos para la justicia. Por sus heridas ustedes han sido sanados.

Aquellos que citan **1 Pedro 2:24** usualmente solo citan esa última frase: **"Por sus heridas ustedes han sido sanados"**. Sacar esa sola frase de su contexto es literalmente quitarle su verdadero significado. Esta Escritura no se trata realmente de sanidad; se trata de tu identidad.

Observa que, al llevar Jesús nuestros pecados y al morir nosotros al pecado, hemos sido hechos justos. ¡Esto es exactamente lo que el apóstol Pablo nos estaba diciendo en **2 Corintios 5:21**!

Porque estamos muertos al pecado y ahora somos justos, mira lo que esto ha hecho por nosotros: la justicia produce sanidad. Ahora, antes de seguir adelante, déjame recordarte la versión de Dios sobre la sanidad. La versión de Dios de que seas sanado no es simplemente curarte de la enfermedad; es sanarte de la fuente de la enfermedad. Recuerda que bajo el Antiguo Pacto, cuando Dios reveló que era su Sanador, fue debido al hecho de que Él sanó las aguas de Mara, no que sanó sus cuerpos. Cuando el profeta Isaías dijo: "**y por su llaga fuimos nosotros curados**", fue en el contexto de Jesús muriendo al pecado que era la fuente de la enfermedad. La versión de Dios de la sanidad es sanarte desde la fuente, no simplemente cuando aparece el problema.

La razón por la que se nos dice en **1 Pedro 2:24** que estamos sanados es porque Jesús nos hizo muertos al pecado. Cuando estás desconectado del pecado -la fuente del problema-, ¡tú eres sanado de toda enfermedad! La justicia te desenchufa. La justicia te hace tan perfecto, completo y justo como Dios, que estás completamente alejado del pecado y la enfermedad. Como resultado, la sanidad no es solo una posesión; es nuestra condición. La sanidad es lo que soy; no algo que estoy tratando de obtener.

¿Estás viendo ahora lo importante que es la identidad para la sanidad? Durante los últimos dos siglos, la enseñanza predominante de la sanidad se ha centrado en "**por cuya herida fuiste sanados**" en lugar de "**estás muerto al pecado para que**

puedas vivir para la justicia". Doy gracias a Dios por todos los pioneros de la fe que captaron la revelación de la sanidad a lo largo de los siglos y comenzaron a ver que la sanidad es la voluntad de Dios. Pero debemos seguir creciendo en revelación y entender más que solo el carácter de Dios; debemos entender nuestra identidad. El momento en que entiendes tu identidad en Cristo, elimina todas las barreras, todas las dudas y toda religión.

No puedes tener salud divina sin primero ser justo. **1 Pedro 2:24** te está diciendo quién eres, ¡no lo que necesitas obtener! Debido a quién eres, te muestra lo que tienes. En otras palabras, una vez que conoces tu posición, ahora puedes conocer tu posesión y cambia tu perspectiva y tu propósito. Pasaste de ser un pecador a ser justo.

Ahora, con eso en mente, echemos un vistazo a una de las historias de sanidad más predicadas y conocidas en los evangelios: la mujer con el problema de sangre. En **Marcos 5**, encontramos a Jesús en camino a la casa de Jairo cuando es detenido por una mujer con un grave problema de sangrado. Ha estado sufriendo durante años con un flujo continuo de sangre y ha perdido toda esperanza, hasta que se entera de Jesús.

Marcos 5:25-34 / Reina Valera Actualizada (RVA – 2015)
25 Había una mujer que sufría de hemorragia desde hacía doce años. 26 Había sufrido mucho de muchos médicos y había gastado todo lo que tenía, y de nada le había aprovechado; más bien, iba de mal en peor. 27 Cuando oyó hablar de Jesús, vino por detrás de él entre la multitud y tocó su manto 28 porque ella pensaba: "Si solo toco su manto, seré sanada". 29 Al instante se secó la fuente de su sangre y sintió en su cuerpo que ya estaba sana de aquel azote. 30 De pronto, Jesús, reconociendo

dentro de sí que había salido poder de él, volviéndose a la multitud dijo: —¿Quién me ha tocado el manto? ³¹ Sus discípulos le dijeron: —Ves la multitud que te apretuja, y preguntas: "¿Quién me tocó?". ³² Él miraba alrededor para ver a la que había hecho esto. ³³ Entonces la mujer, temiendo y temblando, sabiendo lo que en ella había sido hecho, fue y se postró delante de él y le dijo toda la verdad. ³⁴ Él le dijo: —Hija, tu fe te ha salvado. Vete en paz y queda sanada de tu azote.

En esta historia, básicamente hay dos personajes involucrados: Jesús y la mujer, o podrías decir un hombre justo y una pecadora. Recuerda que todos a quienes Jesús ministraba eran pecadores. No había ninguno justo en la tierra excepto Jesús hasta que la salvación estuvo disponible para nosotros. Ahora, con eso en mente, tengo una pregunta muy importante que hacerte. ¿Estás listo?

Aquí está la pregunta. Cuando lees esta historia, ¿con qué persona te identificas: con la persona justa o con el pecador?

Cada vez que hago esta pregunta en una multitud, recibo un grito abrumador de **"La mujer con el problema de sangre"**. Lo interesante es que todas las personas que responden que se identifican con la mujer con el problema de sangre... estas personas son todas cristianas. ¿Por qué las personas justas se identificarían con un pecador? Te puedo decir exactamente por qué; es porque la Iglesia tiene una crisis de identidad.

Durante siglos, cuando los cristianos leen los Evangelios, les han enseñado a identificarse con los pecadores que acudieron a Jesús. ¿Por qué los predicadores enseñarían a los cristianos a identificarse con el pecador? Porque no vemos a la mujer con el problema de sangre como pecadora; la vemos como enferma.

Pasamos por alto su identidad y miramos su necesidad situacional.

Déjame contarte un secreto: esta historia de la mujer con el problema de sangre es una historia tremenda sobre cómo se sana el pecador.

Así no es como se sana a la persona justa. Piensa en eso.

Ciertamente, hay principios de fe tremendos que se pueden enseñar y extraer de estas historias. Hay verdades sobre comprometerse por completo, dejar ir el sistema del mundo, el poder de nuestras palabras y confiar en Jesús, pero no puedes usar esto para enseñar a los cristianos cómo recibir lo que ya tienen.

¿Por qué leeríamos los Evangelios y nos identificaríamos con el pecador en lugar de con Cristo? Porque cuando los cristianos están enfermos, se identifican con la necesidad en lugar de con la posición de justicia. Durante siglos y siglos, los predicadores han enseñado a los cristianos **"por las llagas de Jesús, fuiste sanado"** (porque son justos) y luego los llevan a identificarse con el pecador sobre cómo obtener su sanidad. Cuando das un paso atrás y realmente lo piensas, no tiene sentido por qué se haría esto.

¿Por qué buscaríamos a un pecador para mostrarnos cómo obtener lo que Jesús ya nos ha dado? Cuando leemos los Evangelios, debemos leerlos a través del lente de la redención de la misma manera que leeríamos el Antiguo Pacto. En general, se le ha enseñado a la Iglesia realidades del Nuevo Pacto desde el punto de vista de los Evangelios... y no funciona.

Amigo, esto aquí es por qué la Iglesia en su conjunto está absolutamente sin poder y lucha por caminar en la plenitud de Cristo: no sabemos quiénes somos. *Como cuerpo de Cristo, estamos confesando realidades de nueva creación mientras nos vemos a nosotros mismos como el pecador... y simplemente no funciona.*

Ahora mismo, el mundo se ha vuelto loco porque ni siquiera pueden descubrir si son hombre o mujer. Hay personas que incluso han pasado más allá y ahora se identifican como animales. Por triste que sea, hay una locura todavía mayor en la Iglesia. Mientras la Iglesia mira hacia el mundo, que no puede definir si es hombre o mujer, ella misma aún no ha descubierto si es santa o pecadora.

Dentro del cuerpo de Cristo, ha habido una declaración circulando durante mucho tiempo que dice: **"Solo soy un pecador salvo por gracia"**. Esa declaración suena espiritual, pero no tiene verdad en absoluto, pero sí revela la crisis de identidad en la Iglesia. Cuando se trata de sanidad, empeora aún más. Porque las mismas personas que reprenderían a los cristianos por decir que son **"solo pecadores salvos por gracia"** ¡aún se identifican como cristianos con el pecador en las historias de Jesús!

Ahora, solo lleguemos al problema. ¿Por qué una persona justa se identificaría con la mujer con el problema de sangre o cualquier otra persona que acudió a Jesús para ser sanada? Es simple: se ven a sí mismos como enfermos, por lo que se identifican con la persona enferma. ¿Por qué hacemos eso como cristianos? Porque no nos sentimos sanados, entonces cambiamos nuestra identidad.

¿Les suena familiar? No me siento como una mujer, así que ahora me identifico como un hombre. Ahora hagámoslo cristiano: no me siento sanado, así que me identifico con el pecador.

Ningún cristiano que tenga un entendimiento decente de las verdades bíblicas se identificaría conscientemente como un pecador, pero *¿no es interesante cómo permitimos que las circunstancias cambien nuestra identidad?*

¿Es posible que satanás esté haciendo lo mismo con la persona justa en la tierra que hizo con Eva y con Jesús?

¿Es posible que la tentación favorita de satanás para el justo sea hacer que cambies tu identidad?

Amigo, si no sabes quién eres, no sabrás lo que tienes; tu posición determina tu posesión. ¿Por qué los cristianos se identifican con los pecadores en las historias de sanidad de los Evangelios en lugar de identificarse con el Sanador? Por eso debes comprender tu unión e identificación con Cristo. No puedes ser "**sanado por las llagas de Jesús**" sin ser la justicia de Dios en Cristo. La justicia, tu posición, produce sanidad, tu posesión. Si eres una persona justa, ¡identifícate con El Justo de la historia!

¿Qué pasaría si intercambiaras los personajes en la historia? En lugar de verte a ti mismo como la mujer con el flujo de sangre, ¿qué tal si te vieras a ti mismo como el Cristo, el Sanador, el Justo? Si estoy en una posición en la que se necesita sanidad en mi cuerpo, en lugar de trabajar en mi confesión, ¿qué tal si comienzo a trabajar en mi percepción?

Cada vez que leas una historia en los Evangelios de alguien que viene a Jesús para ser sanado, mírate a ti mismo como Jesús en esa historia. Amigo, después de la salvación, ya no soy ese pecador tratando de llegar a Jesús y tocar su manto. Como nueva creación en Cristo, entré en el Sanador y Él entró en mí. Como resultado, su poder sanador ahora fluye en mí.

Cuando era un pecador, estaba tratando de tocar ese manto. ¡Como hombre en Cristo, ahora estoy usando ese manto! ¡Ahora llevo ese manto de salvación y esa túnica de justicia! ¡El poder de Dios para resucitar a los muertos ahora fluye en mí! Cuando me identifico con Cristo, ahora soy el justo al que los pecadores están tratando de llegar... no al revés.

Cuando entiendes tu posición, entenderás tu posesión debido a un cambio en la percepción.

Recuerdo predicar para la Iglesia House en Paul's Valley, Oklahoma hace unos años. Durante el servicio del sábado por la noche, estaba predicando sobre nuestra unión con Cristo y luego comencé a recorrer la multitud y ministrar a diferentes personas. Puse las manos sobre dos personas diferentes que eran sordas y sus oídos se abrieron. Me abrí paso entre la multitud mientras los milagros seguían ocurriendo. Cuando llegué al lado izquierdo del auditorio, había un hombre sentado frente a un andador que levantó la mano y me dijo que tenía esclerosis múltiple. Luego dijo: **"Mientras estabas en el otro lado del auditorio, sentí un calor que recorría todo mi cuerpo"**. Cuando escuché eso, dije: **"Bueno, entonces no me necesitas. Dios ya está obrando en ti"** y luego me alejé y terminamos el servicio.

A la mañana siguiente, al final del servicio, un hombre se me acercó y se presentó. Su nombre era Paul y tenía una gran sonrisa en su rostro. Él dijo: **"¿Te acuerdas de mí?"** Y yo respondí: **"No señor, no te recuerdo."** Paul dijo: **"¡Soy el hombre que tenía esclerosis múltiple. ¡Ahora mírame!"** Paul comenzó a doblarse y agacharse, a pararse en una pierna y a mostrarme cómo todo el dolor había desaparecido y había recuperado todo su equilibrio y movimiento. Paul me contó que le habían diagnosticado esclerosis múltiple hace más de veinte años y que había empeorado tanto que tuvo que dejar de montar en motocicleta, abandonar su trabajo y, antes de la conferencia, apenas podía caminar incluso con el andador. Dijo que cuando se despertó esa mañana, su esposa tuvo que salir temprano porque servía en el equipo de alabanza, así que él no pudo ir con ella. Pero quería ir a la iglesia. Así que dijo, me vestí, subí al otro auto y conduje hasta el servicio. Cuando llegó al estacionamiento de la iglesia, se dio cuenta de que no tenía el bastón con él. Llamó a su esposa para que viniera a ayudarlo a salir del auto, pero ella no respondió. Luego llamó a uno de sus amigos que era ujier y él tampoco contestó. Entonces Paul decidió simplemente salir del auto e intentar llegar a la puerta principal de la iglesia, ¡pero fue entonces cuando se dio cuenta de que estaba sanado! Bajó del auto y entró al servicio de la mañana del domingo. Dijo que era la primera vez en años que podía ponerse de pie durante la alabanza y la adoración y realmente disfrutarla. El testimonio de Paul me bendijo mucho. Estaba parado allí con una gran sonrisa pero con lágrimas en los ojos mientras él me miraba y decía: **"Chad, siento que he recuperado mi vida. ¡Imagina lo que puedo hacer ahora!"**

Paul estaba esperando recibir lo que Jesús ya le había dado... como cientos y cientos de millones de cristianos en todo el mundo. Paul solo necesitaba dejar de identificarse como alguien que necesitaba sanidad y comenzar a identificarse como aquel que tenía la sanidad. Es sorprendente lo que sucede cuando dejas de ser consciente de ti mismo y comienzas a ser consciente de Jesús.

Satanás quiere que te identifiques con el pecador para que entregues tu sanidad y trabajes para obtener lo que Jesús ya te dio. Amigo, no permitas que tus circunstancias cambien tu identidad. Solo porque las circunstancias cambien, tu identidad no cambia. Debes verte como la rama que está divinamente conectada a la Vid. ¡Debes identificarte con Aquel que te creó!

Colosenses 3:10 / Reina Valera Actualizada (RVA – 2015)
[10] y se han vestido del nuevo, el cual se renueva para un pleno conocimiento conforme a la imagen de aquel que lo creó.

Cuando leas los Evangelios, léelos desde el punto de vista de la nueva criatura en Cristo, aquel que está en la imagen de Cristo. Nuevamente, no estoy diciendo que eres Jesús. Solo hay un Rey de reyes y Señor de señores. Solo hay un Cordero de Dios. Él está solo en Su posición como el Hijo de Dios... pero tú eres la rama conectada a la Vid... eres el cuerpo conectado a la Cabeza. Somos un espíritu con el Señor.

Lo que Jesús hizo como Salvador...ninguno de nosotros puede hacerlo. Pero lo que hizo como hombre justo representando al Padre y dominando la maldición... podemos hacerlo. Renueva tu mente y mírate según Su imagen.

Debemos tener nuestra identidad correcta para que veamos bien; de lo contrario, siempre serás tú el que corra hacia Jesús en lugar de que el pecador corra hacia ti. ¿Por qué correrían hacia ti? Porque ven a Jesús en ti. Pero, ¿cómo van a ver a Jesús en ti si ni siquiera tú mismo lo ves?

Colosenses 1:27 / Reina Valera Actualizada (RVA – 2015)
[27] A estos, Dios ha querido dar a conocer cuáles son las riquezas de la gloria de este misterio entre las naciones, el cual es: Cristo en ustedes, la esperanza de gloria.

Gálatas 2:20 / Reina Valera Actualizada (RVA – 2015)
[20] Con Cristo he sido juntamente crucificado; y ya no vivo yo sino que Cristo vive en mí. Lo que ahora vivo en la carne, lo vivo por la fe en el Hijo de Dios quien me amó y se entregó a sí mismo por mí.

Amigo mío, ya no eres solo tú. Cuando fuiste salvo, te convertiste en una nueva creación en Cristo. Cristo vive en ti y tú vives en Él. Nunca más te identifiques con el pecador. En el momento en que te ves a ti mismo como el pecador, te ves a ti mismo como carente, insuficiente y tratando de llegar a Jesús para obtener lo que Él tiene. Si Jesús lo tiene, tú lo tienes. Si Jesús no puede tenerlo, tú no puedes tenerlo. Lo que Jesús puede hacer, tú puedes hacerlo. Cambia tu percepción a la posición correcta y eso revelará tus posesiones y tu propósito.

En el momento en que te ves a ti mismo como Jesús, no puedes ser condenado, tienes todos los recursos del Cielo y estás completamente abastecido.

Capítulo 13

RECIBIR SANIDAD ES PARA EL PECADOR

La versión de Dios de «**Yo soy tu Sanador**» es que Él te quitó de la fuente de la enfermedad. Cuando moriste al pecado - fue cuando Dios te sanó.

Espero que el título de este capítulo haya llamado tu atención. ¡Definitivamente estaba buscando el factor sorpresa en eso! ¿Por qué? Porque quiero captar tu atención y realmente hacerte pensar.

Ahora abordaremos el elefante en la habitación. ¿Estoy diciendo que no hay cristianos enfermos? No. No soy estúpido porque obviamente hay millones de cristianos en todo el mundo que están enfermos o tienen algún tipo de problema físico. Entonces sí, necesitan ver que la sanidad se manifieste en sus cuerpos y trataré este tema en un capítulo posterior. Pero hay una gran diferencia entre el cristiano y el pecador.

El cristiano tiene el poder sanador de Dios en su interior; el pecador no. Cuando te ves a ti mismo como el pecador, necesitas recibir. Cuando te ves como el creyente, simplemente necesitas desatar.

Entonces déjame hacerte una pregunta. ¿Dice **1 Pedro 2:24** que la persona justa es sanada? Ciertamente lo hace. Entonces permíteme hacerte otra pregunta. *¿Cómo puedes recibir lo que ya te han dado?*

1 Pedro 2:24 / Reina Valera Actualizada (RVA – 2015)
²⁴ Él mismo llevó nuestros pecados en su cuerpo sobre el madero a fin de que nosotros, habiendo muerto para los pecados, vivamos para la justicia. Por sus heridas ustedes han sido sanados.

Ves, son preguntas simples como estas las que comienzan a confundir a los predicadores de hoy en día.

¿1 Pedro 2:24 está escrita para el cristiano o para el pecador? Está escrita para el cristiano.

¿1 Pedro 2:24 está diciéndote qué recibir? Absolutamente no.

Entonces, ¿por qué hemos convertido **1 Pedro 2:24** en una descripción del trabajo a realizar en lugar de una descripción personal de tu identidad?

Predicamos a la gente que Jesús ha pagado el precio por tu sanidad y que esa sanidad ya es tuya... ¡y luego les decimos que se acerquen a la fila de oración para que reciban su sanidad! *¿Cómo puede ser tuya, pero ahora tienes que ir a buscarla?*

¿Ves lo que ha estado sucediendo en nuestras iglesias? Incluso los predicadores ni siquiera creen que ya lo tienes.

Recuerdo una vez hace varios años, había regresado a casa después de predicar en una conferencia. Mi hijo Jake tenía doce años en ese momento. Estábamos hablando sobre su fin de semana y luego dijo: **"Oye papá, tengo una pregunta"**. Dijo: **"Esta mañana en la iglesia, el pastor estaba predicando sobre** la sanidad y les decía una y otra vez en su sermón que Jesús ya había provisto la sanidad y que por las heridas de Jesús, todos ya estaban sanados. Y luego les dijo a todos: 'Si necesitan sanidad, vengan aquí para que reciban su sanidad'". Jake dijo: "Papá, no tiene sentido. ¿Por qué les diría a todos que ya estaban sanados y luego les diría que vinieran a recibir su sanidad?" No pude evitar reír, pero luego me sentí extremadamente orgulloso de mi hijo. Incluso a los doce años, Jake entendía que no tenía sentido. ¿Cómo puedes obtener algo que ya tienes?

Hemos actuado como si Jesús hubiera provisto nuestra sanidad, pero está en un banco y ahora tengo que averiguar cómo hacer ese retiro. ¿Son las confesiones correctas, usando mi autoridad, manteniendo mi caminar de amor perfecto...como cuántas llaves y pasos hay en la fórmula para hacer el retiro? ¿Por qué ese poder sanador no estaría en mí cuando soy el templo de Dios? ¿Quieres decirme que Dios está en mí, pero dejó el poder en el Cielo? ¿Me estás diciendo que **Romanos 8:11** no es verdad cuando se me dice que el mismo Espíritu (Que está en mí) que resucitó a Jesús de entre los muertos está dando vida a mi cuerpo?

En Cristo no somos receptores, nosotros desatamos. Sé que suena como un juego de palabras, pero las palabras que usamos cambian nuestra perspectiva. *Si tú necesitas recibir algo, es porque no lo tienes.* Si tú desatas algo, es porque lo tienes. No estamos tratando de recibir sanidad, nosotros desatamos sanidad.

Recibir algo significa que no lo tienes; pero en Cristo, hemos recibido todo lo que el Cielo tiene disponible.

Efesios 1:3 / Reina Valera Actualizada (RVA – 2015)
³ Bendito sea el Dios y Padre de nuestro Señor Jesucristo,

quien nos ha bendecido en Cristo con toda bendición espiritual en los lugares celestiales.

No encontrarás al apóstol Pablo diciéndote cómo recibir tu sanidad. ¿Alguna vez te has dado cuenta de eso? Muéstrame si en alguna parte de las cartas de Pablo a las iglesias te da pasos sobre cómo recibir tu sanidad. Puedes buscar todo lo que quieras, pero no lo encontrarás. La sanidad es una parte enorme de la redención y pensarías que el apóstol Pablo, quien escribió dos tercios del Nuevo Testamento, al menos lo habría mencionado, pero no lo hizo. ¿Sabes por qué? Porque Pablo entendía que nuestro pacto con Dios no solo incluía la sanidad, sino que nos desconectaba por completo de la enfermedad. Pablo entendía algunas cosas sobre el Reino de Dios y en ese Reino, no hay enfermedad. El apóstol Pablo nos estaba enseñando sobre la cultura del Reino. ¿Por qué mostrarte cómo recibir algo que ya tienes?

Una vez más, sé que hay cristianos en todo el mundo que están enfermos y tienen problemas físicos; no lo estoy negando y lo abordaremos en otro capítulo. Pero en todo el Nuevo Testamento, nunca encontramos instrucciones sobre cómo recibir nuestra sanidad. Lo que sí encontramos que Pablo nos dice que hagamos es caminar en Aquel a quien hemos recibido.

Colosenses 2:6 / Reina Valera Actualizada (RVA – 2015)
⁶ Por tanto, de la manera que han recibido a Cristo Jesús el Señor, así anden en él.

Si he recibido a Cristo, he recibido todo. Si soy una rama conectada a la Vid, todo de Él fluye en mí. ¡Es en Él que debo vivir, moverme y existir! (**Hechos 17:28**).

¿Cuánta de nuestra enseñanza sobre la sanidad es enseñar a la persona justa cómo caminar en lo que ya se le ha dado?

Déjame contarte un secreto: el cristiano no necesita recibir su sanidad; él necesita saber quién es. Enseña a las personas quiénes son y observa lo que comienza a suceder en sus vidas.

Descubrirás que en mis servicios, no enseño a la gente cómo ser sanada. He estado demostrando esto desde hace bastante tiempo, que si simplemente haces que la gente sea consciente del Cristo dentro de ellos, las cosas comienzan a suceder. No quiero que te enfoques en ti; quiero que te enfoques en Él. El momento en que comienzo a hablar sobre tu fe, es el momento en que detenemos el flujo de milagros.

¿Sabes por qué? Porque en el momento en que comienzo a hablar sobre tu fe, vuelvo tus ojos hacia ti y lejos de Jesús. ¿Sabes por qué enseño a las personas que el poder sanador de Dios ya está dentro de ellos? ¡Porque eso es lo que enseña el nuevo pacto! ¿Y sabes qué sucede? La gente es sanada.

Durante años, he tratado con ministros que quieren poner excusas espirituales para explicar por qué veo que suceden cosas en nuestros servicios. No estoy negando los dones y llamados de Dios. Sé en qué cargo me ha colocado Dios, pero también sé lo que está disponible para toda nueva creación en Cristo. Al final, no se trata de una gracia o un don; se trata de perspectiva y hambre. Cualquier creyente hambriento con la perspectiva adecuada puede experimentar a Dios.

Es asombroso cuántas personas se sanan con solo sentarse en un servicio mientras predico sobre las realidades de la nueva creación y nuestra unión con Cristo. No estoy enseñando a los creyentes a recibir nada; les estoy enseñando a ser conscientes de Quien ya han recibido y ahora caminar en ello. Una vez estaba predicando en una conferencia de sanidad en Arkansas y mientras estaba predicando, este joven que se había roto la muñeca dos días antes, se levantó y fue al baño. Su madre fue con él y le quitó el yeso blando para que pudiera lavarse las manos. La madre dijo que mientras se lavaba las manos, exclamó: «**Mamá, ya no me duele**». La madre dijo que vio desaparecer toda la hinchazón y los hematomas... ¡en el baño! Unos días después fue al médico y los doctores confirmaron que la muñeca estaba completamente curada.

A los cristianos se les ha enseñado **1 Pedro 2:24** desde el punto de vista de lo que necesitan recibir en lugar de quiénes son. Les hemos dicho a las personas justas lo que necesitan obtener, en lugar de decirles quiénes son. *No olvides nunca: tu posición determina tu posesión.* No estoy tratando de recibir mi sanidad; mi identidad es la de sanado porque mi identidad es la de justo.

Básicamente, la mayoría de los predicadores carismáticos han estado diciendo a las personas justas exactamente lo mismo que el diablo les ha estado diciendo a las personas justas: haz esto y lo obtendrás (aunque ya lo tienen). ¿Cómo puedo predicar durante una hora que ya lo tienes y luego decirte que vengas a obtenerlo? El verdadero Evangelio de la sanidad es que has sido sanado desde la fuente y que la sanidad es una posesión de tu posición en Cristo.

"**Yo soy el Señor que te sana**". Dios hizo esta revelación a los israelitas a la luz de sanar la fuente del problema: las aguas de Mara. "**Por sus llagas fuisteis sanados**". Isaías hizo esta declaración reveladora a la luz de lo que Jesús iba a hacer al sanarnos de la fuente del problema: el pecado.

"**Por cuya herida fuiste sanados**". Pedro hizo esta declaración reveladora a la Iglesia a la luz de que Jesús sanó la fuente del problema: el pecado.

Todo lo que fluye a través de Jesús en el Cielo está fluyendo en ti ahora. *No necesitas recibir tu sanidad; necesitas desatar tu justicia.* ¿Cuál es la posibilidad de que no necesites obtener una posesión, sino que necesites cambiar tu percepción al entender tu posición? *¿Cuál es la posibilidad de que lo único que impide que el poder sanador de Dios fluya es que pienso que no lo tengo?*

Una vez estaba predicando en un campamento juvenil en Memphis, Tennessee. Comencé a contar testimonios a estos adolescentes sobre algunos milagros que había visto antes y luego comencé una enseñanza simple sobre nuestra unión con Cristo. En ese mensaje, comencé a decirles que no tenían que tener enfermedades y que si tenían algo mal, la sanidad fluiría en sus cuerpos. ¿Sabes qué pasó? Había una niña que estaba sentada en la primera fila y de repente, la enfermedad de la piel que tenía por todo su cuerpo desapareció. Luego, una joven en la parte de atrás levantó la mano y dijo: "**¡Mi pierna torcida se enderezó!**" Ella nació con una pierna que estaba torcida hacia adentro y mientras estaba sentada allí, dijo que observó cómo su pierna comenzó a girar hacia la posición adecuada. Luego, un adulto en la parte de atrás levantó la mano y dijo que un bulto en su pierna acababa de desaparecer. ¡Y luego fue como palomitas de maíz! Todos estos niños comenzaron a levantar la mano y a dar testimonio de cosas que estaban sucediendo en sus cuerpos. ¿Sabes una cosa? Solo puse las manos sobre un chico de todo el grupo; tenía escoliosis y esa columna vertebral se enderezó al instante. ¡Madre mía! Oh, las historias que podría contarte que han sucedido en campamentos juveniles en los que he predicado. ¡Los chicos simplemente lo agarran y corren con Él!

Ahora, créeme cuando te digo que entiendo completamente que si estás mirando un problema físico en el espejo o tu cuerpo te está gritando... puede parecer que no estás sanado. Pero de nuevo, *¿por qué permitirías que tus sentimientos cambien tu identidad?*

¿Cuál es la posibilidad de que lo único que necesitas hacer es simplemente ver que estás muerto al pecado y, por lo tanto, muerto a los síntomas?

¿Cuál es la posibilidad de que, debido a que eres el templo de Dios y Cristo vive tan grande en ti, realmente sea imposible estar enfermo?

¿Cuál es la posibilidad de que sea imposible que pierdas tu vista, pierdas tu sanidad, tengas enfermedades cardíacas, que un tumor permanezca en tu cuerpo, que tengas artritis o problemas articulares?

¿Cuál es la posibilidad de que quien soy en Cristo sea suficiente y que la luz que está en mí realmente venza toda oscuridad?

No soy alguien alejado de Jesús que intenta llegar a Él. Soy uno con Él. Soy sus manos y sus pies. Soy la casa de Dios. Soy uno con Cristo y Él es uno conmigo.

Capítulo 14

TÚ ERES EL CUERPO DE CRISTO

¿Alguna vez has visto un cuerpo caminando afuera sin cabeza? Yo ciertamente nunca lo he visto y sé que tú tampoco. La razón es simple: sin la cabeza, el cuerpo está sin vida. La Escritura nos dice que Jesús es la cabeza de la Iglesia y nosotros somos el cuerpo.

1 Corintios 12:27 / Reina Valera Actualizada (RVA – 2015)
27 Ahora bien, ustedes son el cuerpo de Cristo y miembros suyos individualmente.

Ahora me doy cuenta de que ni tú solo ni yo solo somos todo el cuerpo de Cristo; la Iglesia en su conjunto se compone de muchos individuos. Se dice que actualmente hay en el mundo más de 2.000 millones de personas que se proclaman cristianas; ¡son muchos miembros del cuerpo!

Si observas el cuerpo humano, hay muchas partes. Hay partes grandes y pequeñas, partes visibles e invisibles; sin embargo, todas son importantes y necesarias. Independientemente del tamaño y la función de la parte, cada una sigue recibiendo la vida que fluye en el cuerpo en su conjunto. Como sucede con el cuerpo humano, sucede con el cuerpo de Cristo.

Sin importar cuál sea tu papel o función dentro del cuerpo de Cristo, aún estamos conectados a la Cabeza y recibiendo toda Su vida.

Efesios 1:22-23 / Reina Valera Actualizada (RVA – 2015)
[22] Aun todas las cosas las sometió Dios bajo sus pies y lo puso a él por cabeza sobre todas las cosas para la iglesia, [23] la cual es su cuerpo, la plenitud de aquel que todo lo llena en todo.

Como miembros del cuerpo de Cristo, todos tenemos dones individuales, llamados y gracias sobre nuestra vida para cumplir el plan y la misión de Dios en la tierra. En conjunto, somos el cuerpo de Cristo. Sin embargo, cuando se trata de mi vida individual, yo soy Su cuerpo. Dondequiera que vaya, estoy directamente conectado a Él y la plenitud de Él fluye en mi vida. Necesitas ver que llevas la plenitud de Él; que dondequiera que vayas, la plenitud de Él te llena por completo.

Juan 1:16 / Reina Valera Actualizada (RVA – 2015)
[16] Porque de su plenitud todos nosotros recibimos, y gracia sobre gracia.

Fíjate que **Juan 1:16** dice: «Todos hemos recibido Su plenitud». Amigo, no te falta; estamos llenos de Su vida y divinamente conectados a Él. Todo lo que fluye en Jesús fluye en nosotros. Por eso se nos dice a todos que impongamos las manos sobre los enfermos para que sean sanados. ¿Por qué se nos dice que hagamos eso y sin embargo no tenemos algo que dar? Tienes que ser poseedor de Su vida para dar Su vida. Sin embargo, una razón por la que es importante saber vitalmente que eres Su cuerpo es para que donde quiera que vayas y en todo lo que hagas - sepas que Su vida está fluyendo en ti.

No estoy orando ni cantando como otros, "**Jesús no me pases por alto**". No estoy orando para que Dios se manifieste o para que el Espíritu Santo me llene o derrame Su poder. Soy una rama divinamente conectada a la vid y recibo la plenitud de Su vida cada segundo de mi existencia.

Juan 15:5 / Reina Valera Actualizada (RVA – 2015)

⁵ Yo soy la vid, ustedes las ramas. El que permanece en mí y yo en él, este lleva mucho fruto. Pero separados de mí nada pueden hacer.

Cuando miras un árbol, definitivamente puedes ver que hay más que solo un tronco; en un árbol maduro, encontrarás muchas ramas. Aunque hay muchas ramas en el árbol, cada rama es un receptor de la misma vida que fluye por todo el árbol. Una rama individual no forma todo el árbol, pero recibe la misma cantidad de vida. Todo lo que fluye en el tronco fluye hacia cada rama e incluso la ramita más pequeña.

Es vitalmente importante que nos veamos a nosotros mismos tal como somos y con la conexión que tenemos con Cristo. ¿Cuántas veces has escuchado a alguien decir: **"Somos las manos y los pies de Jesús"** ¿A qué se refieren? Están hablando de la realidad de que somos el cuerpo de Cristo, pero siempre en el contexto de hacer buenas obras para las personas. ¿Por qué solo nos vemos a nosotros mismos como el cuerpo de Cristo cuando se trata de trabajos humanitarios pero no en el trabajo sobrenatural? *¿Por qué somos uno con Cristo cuando se trata de hacer cosas que los pecadores pueden hacer, pero no uno con Cristo cuando se trata de hacer cosas que solo Cristo puede hacer?* ¿Por qué soy las manos y los pies de Jesús solo cuando se trata de repartir botellas de agua y comida?

Elevemos nuestro juego, amigo. Avancemos y superemos este cristianismo infantil y diluido que ha sido promovido durante siglos. Es hora de que nos veamos a nosotros mismos tal como somos: extensiones directas de Jesús en la tierra. *Jesús no vino a hacer una nueva religión; vino a hacer una nueva creación.* ¡Jesús vino a hacer extensiones de Sí mismo! Si soy Sus manos y pies, entonces el poder sobrenatural y la vida que fluye en Él fluye en mí. Puedo vivir en salud divina, libre de enfermedades, libre de pecado y no solo regalar una botella de agua gratis, sino también regalar Su vida que hará que los muertos resuciten, los sordos oigan, los cojos caminen y los ciegos vean, el tumor se disuelva y el virus sea sanado... y todo eso mientras camino libre de todo lo que ata al pecador.

Necesitamos un nuevo lema en la Iglesia: no más enfermedad. Necesitamos tratar la enfermedad como tratamos el pecado. No permitimos el pecado en el cuerpo, ¿entonces por qué permitimos la enfermedad? Siempre hay cristianos que dicen que necesitamos sacar el pecado de la Iglesia, y deberíamos hacerlo, pero ¿por qué no ser igual de firmes en sacar la enfermedad de la Iglesia también? *¿Por qué no somos tan valientes al enfrentar la enfermedad como lo somos con el pecado?* ¿Sabes por qué? Porque pensamos que tenemos una opción cuando se trata de pecado y no tenemos opción cuando se trata de enfermedad. ¿Por qué vemos a los cristianos levantarse y aplaudir cuando alguien denuncia el pecado y no la enfermedad? ¿Por qué los cristianos están dispuestos a compartir audazmente publicaciones en redes sociales sobre otros cristianos que toman una posición contra el pecado, pero comparten cautelosamente publicaciones en redes sociales cuando otros cristianos toman una posición contra la enfermedad? Amigo, hemos elegido estar separados del mundo en un área pero permanecer conformes al mundo en otro área. ¿Por qué? Porque pensamos que la enfermedad es normal y/o no tenemos elección en el asunto. *Como ves el pecado debería ser como ves la enfermedad.*

Si somos el cuerpo de Cristo, y lo somos, es hora de cambiar nuestra perspectiva sobre quiénes somos y qué está disponible para nosotros. Mira a Jesús y mírate a ti mismo. Si la enfermedad no puede fluir en la Cabeza, no puede fluir en el cuerpo. Si el cáncer no puede fluir a través de la vid, no puede fluir a través de la rama.

Dilo conmigo, "**¡No más enfermedad en el cuerpo!**" Si no puede estar en el cuerpo de Jesús, no puede estar en mi cuerpo porque soy su cuerpo.

Capítulo 15

NO TE DEJES ENGAÑAR

No conozco a nadie a quien le guste ser engañado. Ya sea en deportes, negocios, relaciones, finanzas u otras áreas de la vida, la gran mayoría de estas situaciones suceden sin saberlo y en contra de la voluntad de alguien. Muchos cristianos no se dan cuenta, pero también pueden ser engañados espiritualmente. De hecho, la razón por la que no todos vemos las bendiciones de Dios en nuestra vida no es porque no hayan sido provistas, sino porque como cristianos, hemos sido engañados. Los pecadores no son engañados de las cosas espirituales porque no poseen nada y no tienen control; espiritualmente, son esclavos de satanás.

Como cristianos, nos engañan todo el tiempo con respecto a las bendiciones espirituales. La Biblia nos dice en **Efesios 1:3** que hemos sido bendecidos con toda la bendición espiritual del Cielo en Cristo. Esto significa que todo lo que el Cielo tiene para ofrecernos es dado cuando nos unimos a Cristo. Como resultado, no te falta nada. Como persona justa en Cristo, ¡todo el Cielo es tuyo… ahora! *Ser justo es estar bien, que todas las cosas estén bien en tu vida.* Recuerda, eres perfecto y completo.

Colosenses 2:6-10 / Reina Valera Actualizada (RVA – 2015)
[6] Por tanto, de la manera que han recibido a Cristo Jesús el Señor, así anden en él, [7] firmemente arraigados

y sobreedificados en él, y confirmados por la fe así como han sido enseñados, abundando en acciones de gracias. [8] Miren que nadie los lleve cautivos por medio de filosofías y vanas sutilezas, conforme a la tradición de hombres, conforme a los principios elementales del mundo y no conforme a Cristo. [9] Porque en él habita corporalmente toda la plenitud de la Deidad; [10] y ustedes están completos en él, quien es la cabeza de todo principado y autoridad.

Lamentablemente, vemos en **Colosenses 2** que podemos ser engañados de lo que hemos recibido al recibir a Cristo. ¿Cómo nos engañan? Cuando nuestra perspectiva se basa en filosofías, tradiciones de los hombres y en lo que el mundo considera normal en lugar de basarla en quién soy en Cristo. Nunca olvides que Jesús es nuestro estándar. Jesús es el estándar para lo que es posible para un hombre o una mujer que está lleno de Dios, ungido por Dios y uno con Dios. El Cristo glorificado es el estándar para la persona justa en la tierra.

A lo largo de mi vida en la iglesia, he conocido a mucha gente muy inteligente que sabe mucho sobre la Biblia. He escuchado a pecadores contarme sus creencias sobre la Biblia, he escuchado a profesores cristianos y no cristianos hablar sobre la Biblia y he escuchado innumerables sermones de predicadores hablando sobre la Biblia. Me doy cuenta de que hay personas que son mucho más inteligentes que yo en el mundo y que pueden conocer muchas más Escrituras que yo... pero solo porque conoces muchas Escrituras y teorías no significa que conozcas a Cristo.

He escuchado a predicadores expresar sus opiniones y creencias sobre la vida cristiana y es obvio que han leído su Biblia con gafas filosóficas. Parecen inteligentes pero carecen de conocimiento de Dios. No están viendo la vida cristiana a través del filtro de

Cristo; están viendo la vida cristiana a través del filtro de su alma. Hay muchos cristianos inteligentes por ahí que les gusta decirte lo que piensan pero no tienen revelación de la Palabra para sí mismos. Sea cual sea tu opinión y creencias sobre la vida cristiana, deben ser filtradas a través de Cristo. Míralo a Él por quien es ahora mismo a la diestra de Dios; si esas opiniones y creencias no son verdaderas para Él, tampoco lo son para ti.

Otra razón por la que se nos dice que podemos ser engañados en cosas espirituales es debido a las tradiciones de los hombres. Solo porque algo se haya hecho durante mucho tiempo, no significa que sea correcto. Solo porque algo se haya enseñado durante mucho tiempo, tampoco significa que sea correcto. He visto a personas convertir prácticas tradicionales y enseñanzas tradicionales en ídolos. Satanás ama meter a la gente en un ciclo de hacer cosas que están mal pero que parecen ser correctas porque la mayoría de la gente no cuestiona nada; simplemente van con la corriente sin hacer preguntas. Si haces algo o enseñas algo el tiempo suficiente, la gente simplemente lo creerá.

Recuerdo una vez cuando estábamos pastoreando nuestra iglesia en Arkansas, un grupo de personas se me acercó y me dijo que me iba a ir al infierno. ¡Yo era el pastor! Estaba muy seguro de mi salvación, pero quería saber por curiosidad cuál era su pensamiento sobre la razón por la que ellos creían que me iba a ir al infierno. ¿Sabes cuál era su razón? ¡Dijeron que era porque no me habían bautizado correctamente! ¡Yo era el pastor! No pude evitar reírme y, sin embargo, quedé asombrado por su ignorancia. Me dijeron que para que yo pudiera ser salvo, debía ser bautizado solo en el nombre de Jesús y tenía que ser en un bautismo de agua en una iglesia local. Les pregunté qué Escritura tenían para fundamentar estas creencias y realmente no me pudieron dar nada. Entonces les pregunté: «¿**Eso significa que no puedo guiar a nadie a la salvación que esté en la habitación** de un hospital, en una cárcel o en un avión? ¿Solo le hablamos a la gente de Jesús cuando estamos en la iglesia?». ¿Saben lo que dijeron estos tontos? Dijeron: **«No, debemos hablarle a la gente de Jesús, pero luego llevarlos a la iglesia para que puedan ser bautizados y salvados».** Yo decía: **«¿Pero qué pasa si la persona se está muriendo en el hospital y no pudo venir a la iglesia a bautizarse?».** ¿Qué pasa con los que están en la cárcel y nunca pudieron venir a la iglesia a bautizarse? ¿Dejamos que se vayan al infierno? Se sentaron y me miraron con ojos grandes.

Recuerdo una ocasión en la que un grupo se me acercó para hablar sobre los elementos que estábamos usando para la comunión en nuestra iglesia. Me dijeron que no estaban de acuerdo con la galleta que usábamos, porque contenía levadura. Ellos tenían una larga tradición de utilizar exclusivamente pan sin levadura y jugo de uva roja. Curiosamente, aunque aceptaban el jugo de uva blanca que usábamos, no estaban conformes con el tipo de pan. Me llamó la atención que fueran tan estrictos con el tema de la levadura, pero al mismo tiempo no tuvieran inconveniente en sustituir el vino —que fue lo que Jesús usó— por jugo de uva.

¿Sabes qué hice la próxima vez que tomamos la comunión durante uno de nuestros servicios? Les dije a los que estaban viendo la transmisión en vivo: "**Es hora de tomar la comunión. Si no tienen una oblea y jugo de uva como los que estamos usando aquí en la iglesia, vayan y tomen algunos doritos y una Coca-Cola de su cocina.**" Como puedes imaginar, no estaban muy contentos con eso. ¡Siempre ha habido un poco de rebeldía en mí! La comunión no se trata del artículo específico que uses, sino de tu fe y motivación detrás de lo que estás haciendo. ¿Pero ves cómo la gente puede ser engañada sobre los beneficios de las cosas debido a la filosofía y la tradición?

Cuando se trata del área de la sanidad, aquí es donde miles de millones están siendo engañados: los principios básicos del mundo. Desafortunadamente, para la mayoría de los cristianos, lo que se considera normal en el mundo se considera normal para ellos. ¿Cuántos cristianos conoces que se preparan para la temporada de gripe en otoño? ¿Por qué lo hacen? Porque piensan que contraer la gripe es normal. Bueno, eso puede ser normal para el pecador que está conectado con la muerte, ¡pero no debería ser normal para el cristiano que está conectado a la vida!

Incluso nos hemos creído lo que es normal en el mundo cuando se trata de la edad y la salud. ¿En qué parte de la Biblia dice que uno tiene que estar más enfermo y débil a medida que envejece? Todo lo que he encontrado en la Biblia son ejemplos de personas con un pacto con Dios que eran mayores y seguían siendo fuertes. Un ejemplo es el de Moisés. Durante los cuarenta años que Moisés estuvo en el desierto, nunca estuvo enfermo ni débil. La Biblia nos dice que en su cumpleaños número ciento veinte, Dios le dijo que subiera la montaña y muriera.

Deuteronomio 32:48-52 /
Reina Valera Actualizada (RVA – 2015)

48 Aquel mismo día el SEÑOR habló a Moisés diciendo: 49 "Sube a este monte de Abarim, al monte Nebo, que está en la tierra de Moab, frente a Jericó, y mira la tierra de Canaán que yo doy en posesión a los hijos de Israel. 50 Allí en el monte a donde subas, morirás y serás reunido con tu pueblo, así como murió Aarón tu hermano en el monte Hor y fue reunido con su pueblo. 51 Porque actuaron contra mí en medio de los hijos de Israel en las aguas de Meriba en Cades, en el desierto de Zin; y no me trataron como santo en medio de los hijos de Israel. 52 Por eso verás la tierra delante de ti, pero no irás allá, a la tierra que doy a los hijos de Israel".

¿Cuántas personas conoces que tienen cien años y pueden subir una montaña? Seamos honestos, ¿cuántas personas en sus cuarenta y cincuenta años pueden subir una montaña? ¡La mayoría de las personas hoy están tan fuera de forma que apenas pueden subir unos pocos tramos de escaleras! No puedes subir una montaña si estás enfermo y débil. La Biblia nos dice que Moisés, incluso a los ciento veinte años, aún tenía toda su fuerza.

> **Deuteronomio 34:5-7 /**
> **Reina Valera Actualizada (RVA – 2015)**
> [5] Y allí murió Moisés, siervo del SEÑOR, en la tierra de Moab, conforme al dicho del SEÑOR. [6] Y él lo sepultó en el valle, en la tierra de Moab, frente a Bet-peor. Nadie conoce su sepulcro, hasta el día de hoy. [7] Moisés tenía ciento veinte años cuando murió. Sus ojos nunca se debilitaron, ni perdió su vigor.

Esta es una razón por la que debemos dejar de conformarnos con los sistemas, principios y creencias de este mundo; lo que es normal para las personas llenas de muerte no debería ser normal para las personas llenas de vida. Si Moisés, como pecador y antiguo asesino, pudo vivir hasta los ciento veinte años, aún conservar su vista y toda su fuerza y morir sin enfermedad ni dolencia, ¿Cuánto más hay disponible para aquellos de nosotros que somos la justicia de Dios con un mejor pacto establecido sobre la sangre de Jesús?

Incluso vemos con Josué y Caleb que a medida que avanzaban en edad, aún estaban saludables y tenían toda su fuerza también.

> **Josué 14:6-12 / Nueva Traducción Viviente (NTV)**
> [6] Una delegación de la tribu de Judá, dirigida por Caleb, hijo de Jefone, el cenezeo, se presentó ante Josué, quien

estaba en Gilgal. Caleb le dijo a Josué: «Recuerda lo que el Señor le dijo a Moisés, hombre de Dios, acerca de ti y de mí cuando estábamos en Cades-barnea. ⁷ Yo tenía cuarenta años cuando Moisés, siervo del Señor, me envió desde Cades-barnea a que explorara la tierra de Canaán. Regresé y di un informe objetivo de lo que vi, ⁸ pero los hermanos que me acompañaron asustaron tanto al pueblo que nadie quería entrar en la Tierra Prometida. Por mi parte, seguí al Señor mi Dios con todo mi corazón. ⁹ Así que, ese día, Moisés me prometió solemnemente: "La tierra de Canaán, por donde recién caminaste, será tu porción de tierra y la de tus descendientes para siempre, porque seguiste al Señor mi Dios con todo tu corazón". ¹⁰ »Ahora, como puedes ver, en todos estos cuarenta y cinco años desde que Moisés hizo esa promesa, el Señor me ha mantenido con vida y buena salud tal como lo prometió, incluso mientras Israel andaba vagando por el desierto. Ahora tengo ochenta y cinco años. ¹¹ Estoy tan fuerte hoy como cuando Moisés me envió a esa travesía y aún puedo andar y pelear tan bien como lo hacía entonces. ¹² Así que dame la zona montañosa que el Señor me prometió. Tú recordarás que, mientras explorábamos, encontramos allí a los descendientes de Anac, que vivían en grandes ciudades amuralladas. Pero si el Señor está conmigo, yo los expulsaré de la tierra, tal como el Señor dijo».

Caleb tenía ochenta y cinco años cuando le dijo a Josué: "¡Dame mi montaña! Hoy tengo tanta fuerza como cuando tenía cuarenta años; todavía puedo viajar y pelear tan bien como entonces". ¿Cuántos hombres de ochenta y cinco años conoces hoy en día que estarían dispuestos a ir a la guerra en primera línea? Esto no iba a ser solo una batalla contra hombres normales; ¡Caleb iba a enfrentarse a los gigantes en la tierra!

Amigo, estas no son solo **«historias bíblicas»** sino relatos de personas reales que vivieron hace miles de años. Ellos tenían un pacto menor con Dios; nosotros tenemos un mejor pacto con Dios. Pero, ¿cuál era la gran diferencia espiritual entre los resultados que ellos veían en su salud y lo que nosotros vemos en la nuestra? Ellos realmente creían en su pacto. ¿Hubo alguna diferencia física entre los resultados que ellos vieron en su salud y lo que nosotros vemos en la nuestra? Por supuesto que sí. Este es un tema completamente diferente pero lo voy a mencionar aquí. Las personas en los días de la Biblia eran físicamente activas y no estaban comiendo comida procesada llena de azúcar y preservativos...pero dejaremos eso por ahora.

Permíteme agregar esto también. La revelación es progresiva y la revelación produce manifestaciones. ¡Si estamos constantemente creciendo en nuestra revelación de la salud divina, eso significa que cuanto más envejecemos, más saludables deberíamos estar! Es todo lo contrario del mundo. Alguien con la vida de Dios en él debe distinguirse de alguien que está lleno de muerte.

Escúchame ahora mismo: ¡la muerte no es tu salvador! Hay muchos cristianos hoy en día que buscan la muerte para liberarse de este mundo de enfermedades y dolencias. ¡No! ¡La muerte no es tu salvador; Jesús es tu Salvador! Una vez tuve un hombre que se me acercó en la iglesia y dijo: "**Bueno, si nunca me enfermo, ¿cómo puedo morir?**" Amigo, esa es la perspectiva del pecador. ¿Quién dijo que tienes que estar enfermo para morir? ¿Dios hizo enfermar a Moisés para que pudiera morir? Absolutamente no. Moisés vivió cada segundo de su vida sano y fuerte, y cuando llegó su momento, simplemente tomó su último aliento, salió de su cuerpo y se fue con los ángeles para llegar al Paraíso.

Hemos creído que es normal ver la vejez como el mundo la presenta. Hemos sido engañados, pero siempre seremos engañados si seguimos buscando lo normal en el mundo en vez de en el Cristo glorificado.

Cuando crees en lo que el mundo cree, serás engañado. Si es normal para el mundo, no debería ser normal para ti. Si es normal para el Cielo, debería ser normal para ti.

Capítulo 16

NUESTRA CREENCIA EN LA ENFERMEDAD

Siempre obtendremos lo que creemos... consciente o inconscientemente. Tenemos demasiados cristianos jugando a la defensiva en el área de la sanidad en lugar de estar a la ofensiva. ¿Sabes por qué estamos a la defensiva? Porque casi todos creen que es posible estar enfermo siendo cristiano, porque hemos permitido que lo normal del mundo sea nuestro normal. Es por eso que debemos fijar nuestra mente en las realidades del Cielo donde Cristo está.

Romanos 12:2 / Phillips (PHILLIPS)
[2] No dejen que el mundo que los rodea los apriete en su propio molde, sino dejen que Dios vuelva a moldear sus mentes desde adentro, para que puedan probar en la práctica que el plan de Dios para ustedes es bueno, cumple con todas sus exigencias y avanza hacia la meta de la verdadera madurez.

Nos hemos quedado atrapados en el molde del mundo en el área de la enfermedad en lugar de crecer espiritualmente en lo que somos en Cristo. La voluntad de Dios en el Cielo es la voluntad de Dios en la tierra: la salud divina. ¿Cómo se prueba eso? Renovando nuestra mente a las realidades del Cielo para que podamos demostrar la voluntad perfecta de Dios.

Romanos 12:2 / Reina Valera Actualizada (RVA – 2015)
² No se conformen a este mundo; más bien, transfórmense por la renovación de su entendimiento de modo que comprueben cuál sea la voluntad de Dios, buena, agradable y perfecta.

En el lado espiritual de las cosas, creo absolutamente que nuestra creencia en la enfermedad es lo que mantiene abierta la puerta a la enfermedad en la Iglesia. Ahora bien, ciertamente necesitamos cuidar los cuerpos que Dios nos dio y vamos a tratar ese tema al final de este libro. Es un área que los predicadores no quieren tocar por miedo a ofender a la gente, pero es un tema que debemos empezar a tratar. Pero en el área de nuestras creencias, todavía estamos viviendo como personas malditas aunque estemos justos con Dios.

¿Sabes por qué sé que esto es verdad? Porque la mayoría de las enseñanzas que escuchamos sobre la sanidad son **"Pasos para recibir tu sanidad"** en lugar de **"¡Es imposible enfermarse!"** ¿Por qué predicamos la separación del mundo con respecto al pecado pero no la separación del mundo con respecto a la enfermedad? Si puedes separarte de la fuente... ¿por qué no separarse también de los productos secundarios? ¿Entiendes lo que quiero decir?

¿Por qué te prepararías para algo que no es posible? ¿Por qué tendrías miedo de algo que no puedes tener?

Piensa en lo que es normal para el mundo en el área de la salud. Siempre están preparándose para estar enfermos porque la enfermedad es **"normal"** para el mundo. El mundo no solo espera y se prepara para la enfermedad, ¡también se prepara para envejecer y enfermarse más! Desafortunadamente, este sistema de creencias infernal está en la Iglesia. ¿Sabes cuántas veces he oído a cristianos bromear sobre el olvido de algo y, como tienen cuarenta o cincuenta años, se ríen de ello y dicen: **«Bueno, ya sabes que me estoy haciendo mayor y ya sabes cómo es la mente»**? ¿Qué clase de lenguaje demoníaco es ese? Ese es lenguaje para el pecador, no para el que está en Cristo. Oigo a cristianos bromear acerca de estar en los cincuenta y tener problemas de espalda y articulaciones, reírse de ello y atribuirlo a la edad. ¿Por qué? Porque todavía te ves como un pecador atado a la maldición.

Hemos permitido que la visión del mundo sobre la salud se infiltre en el sistema de creencias cristianas y afecte la forma en que se enseña la sanidad en la mayoría de los lugares. En la minoría de iglesias donde se enseña la sanidad, la mayoría la enseña desde el punto de vista de cuando te enfermas. Simplemente nos hemos puesto en el papel de satanás de estar al lado de Eva y decir: **«Si haces estas cosas, lo conseguirás»** (a pesar de que ya lo tienes). Satanás no tiene ningún problema con nosotros impulsando la idea de que usted puede ser sanado, de la misma manera que él no tenía ningún problema impulsando a Eva que ella podría ser como Dios. ¿Sabes por qué? Porque incluso satanás sabe lo que tienes dentro de ti: ¡la vida de Dios!

Satanás sabe que como creyente, ya estás sanado porque eres justo. También sabe que si puede hacerte trabajar para obtener lo que ya tienes, *dejarás ir lo que tienes porque no crees que lo tienes*. Y pasarás todo tu tiempo **"viviendo por fe"** tratando de recibir lo que Jesús ya puso en ti.

Satanás está tratando de hacer que el creyente crea en la enfermedad y luego tratar de recibir su sanidad. Él necesita que dejes ir lo que ya tienes y luego trabajes para obtener lo que crees que no tienes.

Satanás puso esa mentira en la Iglesia y ahora la estamos predicando por él, ¡y luego nos preguntamos por qué tanta gente en la Iglesia está enferma! La Iglesia está predicando fe y autoridad desde el lado de **"después de que te enfermes"** en lugar de desde el lado de **"¡Eres intocable!"** No deberíamos mirar lo normal del mundo para determinar nuestro normal; deberíamos mirar lo normal de Cristo para determinar nuestro normal.

Nuestra creencia en la enfermedad nos ha hecho soltar inmediatamente la sanidad que se nos ha proporcionado y en la que fuimos hechos simplemente porque no nos damos cuenta de que en realidad ya la tenemos. Citamos **1 Pedro 2:24** como algo que necesitamos obtener en lugar de algo que ya tenemos. ¿Por qué? Porque la mayoría de nosotros realmente todavía nos vemos como si estuviéramos al otro lado de la cruz, donde la enfermedad todavía era posible, y como resultado, nos hemos engañado a nosotros mismos.

> **Colosenses 2:8 / Reina Valera Actualizada (RVA – 2015)**
> [8] Miren que nadie los lleve cautivos por medio de filosofías y vanas sutilezas, conforme a la tradición de hombres, conforme a los principios elementales del mundo y no conforme a Cristo.

Piensa en algunas de las normalidades del mundo con respecto a la enfermedad. ¿Alguna vez has oído hablar de la temporada de gripe? Nunca me preparo para tener gripe. ¿Sabes por qué? Porque Jesús no puede tener gripe.

¡Si Jesús no puede tener gripe, yo no puedo tener gripe! No hay temporada de gripe en el Cielo. No tengo miedo de tener cáncer. ¿Sabes por qué? Porque Jesús no puede tener cáncer y no hay cáncer en el Reino de Dios. Así que eso significa que no puedo tener cáncer porque ni siquiera está disponible en el Reino en el cual vivo. Mis realidades son lo que es real en el salón del Trono de Dios, no lo que es real en la tierra.

Hay tantas cosas que el mundo considera normales que simplemente lo hemos aceptado como normal para nosotros. ¿Y sabes qué hacemos? Empezamos a usar nuestra autoridad en Jesús, confesando versículos de sanidad e intentando mantener esas enfermedades alejadas. En lugar de actuar como si pudieras enfermarte y tratar de resistirlo, ¿por qué no tomar la postura de que es imposible enfermarse?

Recientemente, vi a una iglesia promoviendo el **"mes de concientización sobre el cáncer"**. ¿Qué tan infernal puede ser? ¿Por qué promoveríamos una enfermedad? Podrías igual tener **"mes de concientización sobre la fornicación"** o **"mes de concientización sobre la gula"**. Bueno, sabemos que ninguna iglesia va a hablar sobre la gula...hay demasiados que quieren comerse su pastel...o hasta dos. El punto es, ¿por qué participar en hacer que la gente sea consciente de una enfermedad y aún no sea consciente de un pecado? ¿Por qué promover el problema y no estar dispuesto a promover la fuente?

Es porque creemos que la enfermedad no solo es posible, sino parte de la vida. Me niego a participar en los meses de concientización sobre enfermedades. ¿Por qué promovería la maldición? ¿Por qué no tenemos el mes de concientización sobre la sanidad o el mes de concientización sobre la Sangre de Jesús? En lugar de llevar un lazo rosa para promover al diablo, ¿por qué no llevar un lazo rojo y promover la Sangre?

Estamos tan acostumbrados a la maldición que incluso la mención de ella parece extraña para la gente... ¡y estoy hablando de cristianos! Sé que algunos cristianos de buen corazón participan en estas cosas debido a la pérdida de un ser querido o a un amigo o pariente cercano que está pasando por un problema. Entiendo que viene de un corazón de amor, pero viene de una mente de maldición. Mes del autismo. Mes del cáncer. Mes de la enfermedad cardíaca. Mes del Parkinson. Ponle el nombre a la enfermedad, hay un mes en el que se está reverenciando y amigo, lo que reverencias, temerás y servirás. Puede ser por compasión pero es el infierno que lo está impulsando.

Cuanto más se vuelve normal para ti, más se vuelve posible para ti. En lugar de tratar de recaudar dinero para una organización en la que la mayoría de los fondos van a costos administrativos, ¿por qué no dedicamos nuestro tiempo y finanzas a hacer que la gente sea consciente de lo que la redención proporcionará? ¿Por qué no promover que a través de Jesús, nunca más tendrás que estar enfermo, y si actualmente tienes enfermedad en tu cuerpo, Él te sanará... ¡ahora mismo!

Somos un espíritu con el Señor. ¿Por qué creeríamos en la enfermedad todavía? Estamos muertos a la enfermedad, ¿entonces por qué la estamos resucitando?

Romanos 6:6-7 / Reina Valera Actualizada (RVA – 2015)
⁶ Y sabemos que nuestro viejo hombre fue crucificado juntamente con él, para que el cuerpo del pecado sea destruido a fin de que ya no seamos esclavos del pecado; ⁷ porque el que ha muerto ha sido justificado del pecado.

Los muertos no pueden enfermarse, ¿entonces por qué pensarías que podrías? Cuando moriste con Cristo, fuiste liberado de la enfermedad.

El mundo tiene toda su sabiduría mundana sobre todas las cosas que pueden salir mal con tu cuerpo y las edades en las que estas cosas suceden. Tienen una lista de varios exámenes que necesitas hacerte a diferentes edades. Tienen una lista de cosas a las que eres propenso dependiendo de tu género, raza y etnia. ¿Sabes qué? No me importa su lista. Los cristianos dicen todo el tiempo: **"Bueno, Chad, necesitas usar la sabiduría"**. ¿De qué están hablando? Quieren que uses la sabiduría del mundo, pero esa sabiduría te matará. La sabiduría del mundo siempre está buscando la maldición y preparándose para ella. Bueno, lo que buscas... lo encontrarás... garantizado.

¿Por qué haría eso cuando estoy muerto para ello? No opero según la sabiduría del mundo. La frase **"Mejor usa la sabiduría"** está matando a la gente. Todas las veces que estaba dando pasos de fe para seguir el plan de Dios para mi vida, tenía gente diciéndome: **"Mejor usa la sabiduría"**. Si hubiera seguido su sabiduría, no habría visto milagros. Recuerdo a ministros diciéndome durante la propagación del covid que necesitaba usar la sabiduría. Esos mismos ministros cerraron sus iglesias debido a la sabiduría. A pesar de que el gobernador de Arkansas le dijo a los reporteros de noticias que iban a cerrar mi iglesia, mantuve mi iglesia abierta e invitaba a las personas con Covid a venir a nuestra iglesia y ser sanados.

Amigo, no estoy buscando a los expertos del mundo para que me digan qué es posible en el Reino de Dios. No estoy mirando un calendario para decirme cuándo necesito revisar ciertas partes de mi cuerpo y cuándo necesito comenzar a usar mi autoridad sobre posibles problemas simplemente por mi edad. ¿Por qué deberíamos buscar que las cosas salgan mal cuando Dios nos hizo justos para que las cosas permanezcan bien?

La justicia no solo afecta tu posición con Dios, sino que también afecta tu posición contra la maldición en el mundo. Somos tan justos que los males no pueden tocarnos, a menos que pensemos que pueden. En Cristo, somos intocables... a menos que pienses que no lo eres.

Cualquier cosa que creas posible, es posible y tu fe se aferrará a eso. Las posibilidades son las esperanzas que tienes en tu alma y cualquier cosa que tenga tu alma, tiene tu fe y cualquier cosa que tenga tu fe se producirá en tu vida.

¿Cuál es la posibilidad de que la única razón por la que los cristianos se enferman sea porque pensamos que todavía es posible?

Capítulo 17
UN NUEVO REINO

Podemos estar en este mundo, pero debemos darnos cuenta de que somos ciudadanos del Reino de Dios. En ese reino, no existe la enfermedad ni la dolencia. La normalidad del Cielo debe ser nuestra normalidad.

> **Colosenses 1:13-14 / Reina Valera Actualizada (RVA – 2015)**
> [13] Él nos ha librado de la autoridad de las tinieblas y nos ha trasladado al reino de su Hijo amado, [14] en quien tenemos redención, el perdón de los pecados.

Tenemos una salvación tan asombrosa, extravagante, casi demasiado buena para ser verdad, que me colocó en el Reino y absolutamente me liberó. Muchos de nosotros tenemos esta idea demoníaca de que Jesús vino al mercado en donde éramos esclavos de satanás, rompió las cadenas y luego nos dejó allí para que el diablo nos volviera a golpear. ¡No! Jesús no solo rompió las cadenas; *Jesús se fue y te trajo con Él.* Jesús nos liberó completamente y luego nos trajo a Su Reino.

Observa que en **Colosenses 1:14**, a través de la redención, fuimos perdonados del pecado. Debido a estar desconectados del pecado, nos desconectó de los productos derivados. Al ser liberados del pecado, nos liberó de la esclavitud y nos colocó en el Reino de Dios. ¡No estamos esperando llegar al Cielo para estar en el Reino; estamos viviendo en él ahora! Como resultado, lo que es normal en el Cielo debería ser nuestra normalidad en la tierra. ¡La voluntad de Dios en el Cielo es Su voluntad en la tierra!

Lucas 11:2 / Reina Valera Actualizada (RVA – 2015)
2 Él les dijo: —Cuando oren, digan: "Padre nuestro que estás en los cielos: Santificado sea tu nombre; venga tu reino; sea hecha tu voluntad, como en el cielo, así también en la tierra.

Cuando miro al Cielo, no hay enfermedad, ni dolencia, ni pobreza. No hay adicciones, enfermedades mentales, dolores crónicos o depresión. Si esas cosas no existen en el Reino, ¿por qué pienso que todavía son posibles para mí? Todos estamos ansiosos por llegar al Cielo por lo maravilloso que será... pero, ¿por qué esperar para experimentar los beneficios? Si podemos tener la voluntad de Dios, del Cielo en la tierra, entonces, ¿qué estamos esperando? ¿Por qué no aplicarlo en el área de la sanidad? ¿Sabes por qué? Porque nuevamente, la gran mayoría de nosotros no hemos renovado nuestras mentes al Reino y aún pensamos que la enfermedad es posible. Por eso el apóstol Pablo nos ordenó cambiar nuestra perspectiva mundana a una perspectiva celestial.

Colosenses 3:1-3 / Reina Valera Actualizada (RVA – 2015)
1 Siendo, pues, que ustedes han resucitado con Cristo, busquen las cosas de arriba donde Cristo está sentado a la diestra de Dios. 2 Ocupen la mente en las cosas de arriba, no en las de la tierra; 3 porque han muerto, y su vida está escondida con Cristo en Dios.

Mi cuerpo puede estar en el reino de este mundo, pero espiritualmente, yo como ser espiritual estoy conectado y vivo desde el Reino de Dios. Donde surge el problema es cuando no me doy cuenta de eso y aún veo lo que es normal para el pecador como mi normalidad.

La mayoría de las personas piensan que a menos de que sufran un accidente, necesitarían enfermarse para morir. ¿Por qué necesitaríamos la enfermedad para morir? ¿Por qué no podemos simplemente vivir todos nuestros días en salud divina, con toda nuestra fuerza, comprensión mental y habilidades físicas y, cuando hayamos terminado nuestro curso y estemos satisfechos con nuestra vida, simplemente tomar nuestro último aliento y dejar este cuerpo? ¿Necesitaba Moisés enfermedad para dejar este mundo a los ciento veinte años?

Deuteronomio 32:48-52 /
Reina Valera Actualizada (RVA − 2015)
[48] Aquel mismo día el SEÑOR habló a Moisés diciendo: [49] "Sube a este monte de Abarim, al monte Nebo, que está en la tierra de Moab, frente a Jericó, y mira la tierra de Canaán que yo doy en posesión a los hijos de Israel. [50] Allí en el monte a donde subas, morirás y serás reunido con tu pueblo, así como murió Aarón tu hermano en el monte Hor y fue reunido con su pueblo. [51] Porque actuaron contra mí en medio de los hijos de Israel en las aguas de Meriba en Cades, en el desierto de Zin; y no me trataron como santo en medio de los hijos de Israel. [52] Por eso verás la tierra delante de ti, pero no irás allá, a la tierra que doy a los hijos de Israel".

Dios le dijo a Moisés en su cumpleaños número ciento veinte que subiera a la montaña y muriera. ¿Dios le dio un cáncer progresivo? ¿Dios hizo que Moisés se cayera de un precipicio? No. Moisés subió a la cima de la montaña y se abandonó. Salió de su cuerpo y entró en el Paraíso y luego Dios mismo enterró el cuerpo de Moisés.

El mundo piensa que cuanto más envejeces, más enfermo te vuelves. ¿Por qué creerían eso las personas justas? ¿Por qué compraríamos la mentira de que es normal tener demencia, artritis y otros problemas físicos a medida que envejecemos? Muchos cristianos tienen miedo de envejecer porque han creído lo que el mundo cree sobre el envejecimiento. El mundo tiene varios indicadores de edad y enfermedad, y aquellos de nosotros que hemos sido liberados del pecado y colocados en el Reino todavía creemos que estos nos aplican.

¿Sabes qué indicadores busco en el Reino? Todas las cosas que logro para Dios y las experiencias que tengo con Él; no enfermedades y deterioro físico. No es posible en el Reino de Dios, pero sí es posible en el reino de este mundo.

Piensa en la palabra cáncer. ¿Cuántos cristianos tienen miedo de eso? ¿Por qué tendrías miedo de algo que no puedes tener? Tenemos muchas personas justas haciendo confesiones justas y, sin embargo, tienen miedo de enfermedades injustas. Escúchame ahora mismo: lo que temes, es lo que reverencias. No me importan las confesiones que salgan de tu boca; no se trata de lo que sale de tu boca, sino de lo que está en tu alma.

Lucas 6:45 / Reina Valera Actualizada (RVA – 2015)
45 El hombre bueno, del buen tesoro de su corazón presenta lo bueno; y el hombre malo, del mal tesoro de su corazón presenta lo malo. Porque de la abundancia del corazón habla la boca.

La palabra "corazón" en **Lucas 6:45** se refiere literalmente a tu alma, pensamientos e imaginaciones. En realidad, *lo que tiene tu imaginación tiene tu fe*. Ha habido mucha enseñanza durante décadas sobre nuestra confesión. Nuestras palabras son poderosas y producirán vida y muerte, pero hemos errado en nuestra enseñanza porque nos enfocamos en el producto nuevamente en lugar de en la fuente. En lugar de enfocarnos en tus palabras, deberíamos haber estado enfocándonos en el alma. *¡Cambia tu forma de pensar y cambiarás automáticamente tu forma de hablar!*

Recuerdo cuando April y yo estábamos en Victory Worship Center en Staunton, Virginia, y presenciamos un milagro increíble. Había una joven que se acercó y nos dijo que tenía diabetes tipo 1 pero sabía que no era normal y quería que desapareciera. April y yo pusimos nuestras manos sobre ella y le dijimos al páncreas que necesitaba comenzar a funcionar correctamente. ¿Por qué? Porque en el Reino de Dios, el páncreas funciona a la perfección. Sin saberlo, justo antes de acercarse a nosotros, se había hecho una prueba de azúcar en la sangre y el resultado fue 321. Si no lo sabes, una lectura de azúcar en sangre de 321 no solo es alta, sino peligrosamente alta. Pero esta joven tenía una postura tan firme al respecto que se probó antes de ser ministrada. Tan pronto como terminamos de ministrarle, ella fue a la parte de atrás y se hizo otra prueba de azúcar en la sangre. ¿Sabes qué resultado obtuvo? Dio 121. ¡Sus niveles de azúcar en sangre bajaron 200 puntos en menos de un minuto! ¿Por qué? Porque en el reino de Dios, nuestros órganos funcionan como Dios los creó para funcionar.

Esta niña no se dejó influenciar por la alta lectura de azúcar en la sangre. Fue asombroso ver la tenacidad en su rostro. Hay una forma segura de determinar dónde estás en tu fe: lo que mueve tu alma. Cuando escuchas la palabra cáncer, ¿te mueve? ¿Mueve tus emociones? ¿Invoca miedo? Si lo hace, no importa cuál sea tu confesión: tu confesión no cambiará lo que reverencias y lo que reverencias, crees que es posible.

Lo que mueve tu alma te llevará a un ámbito de fe o a un ámbito de miedo. Puedo decirte en qué reino estás viviendo simplemente descubriendo qué mueve tu alma. La cruda realidad de la situación también es que lo que te mueve ahora, posiblemente no te moverá dentro de una hora. No hay estabilidad en las cosas del espíritu: siempre estamos avanzando o retrocediendo; siempre nos inclinamos más hacia las cosas de Dios o las cosas de este mundo.

¿Qué crees que es posible? Estamos llenos de la vida de Dios. Estamos desconectados del pecado y, por lo tanto, de la enfermedad. Las personas no se enferman en el Reino de Dios. ¿Sabes por qué? No es posible. ¡El Reino está en ti!

Lucas 17:21 / Reina Valera Actualizada (RVA – 2015)
[21] No dirán: "¡Miren, aquí está!" o "¡Allí está!". Porque el reino de Dios está en medio de ustedes.

El Reino de Dios está lleno de luz y no de oscuridad. Está lleno de salud y no de enfermedad. El Reino de Dios es justicia, paz y gozo en el Espíritu Santo.

Vivimos en el Reino de Dios donde la enfermedad no existe. Podemos caminar por el valle de sombra de muerte, pero somos el Cuerpo de Cristo, viviendo desde otro Reino mientras caminamos por el reino de este mundo.

Sección Tres:

PERSPECTIVAS Y POSIBILIDADES

Capítulo 18

SUSTITUYENDO EL ORO POR EL BRONCE

Antes de que Jesús ascendiera al cielo para tomar Su lugar a la derecha de Dios, Él dio la Gran Comisión a la Iglesia: "**Vayan por todo el mundo y prediquen el Evangelio**". Jesús continuó diciendo que grandes señales seguirían a aquellos que creyeran; una de esas señales era imponer manos sobre los enfermos y ellos serían sanados.

> **Marcos 16:15-18 / Reina Valera Actualizada (RVA – 2015)**
> [15] Y les dijo: "Vayan por todo el mundo y prediquen el evangelio a toda criatura. [16] El que cree y es bautizado será salvo; pero el que no cree será condenado. [17] Estas señales seguirán a los que creen: En mi nombre echarán fuera demonios, hablarán nuevas lenguas, [18] tomarán serpientes en las manos, y si llegan a beber cosa venenosa no les dañará. Sobre los enfermos pondrán sus manos, y sanarán".

Tengo algunas preguntas para ti. Mi primera pregunta es esta: cuando Jesús estaba diciendo a los creyentes que predicaran el evangelio, ¿a quiénes debían predicar el evangelio? La respuesta obvia es que los creyentes debían predicar el evangelio a los pecadores. Mi segunda pregunta es esta: ¿a quiénes debían imponer manos los creyentes para la sanidad? Bueno, seguían siendo las mismas personas...los pecadores.

Entonces, esto me lleva a mi tercera pregunta: ¿por qué la gran mayoría de los creyentes están imponiendo manos a otros creyentes para la sanidad en lugar de a los pecadores?

A lo largo del Nuevo Testamento, encontramos el tema de la imposición de manos en algunas áreas:

1. Creyentes imponiendo manos a pecadores:
- Sanidad.
- Expulsión de demonios.

2. Creyentes imponiendo manos a otros creyentes:
- Para recibir el bautismo del Espíritu Santo (**Hechos 8:18**).
- Para impartir un don (**1 Timoteo 4:14**).
- Para enviarlos al ministerio (**Hechos 13:3**).
- Para resucitar a los muertos (**Hechos 20:10**).

Al observar esto, la única vez que pude encontrar a un creyente imponiendo manos a otro creyente para la sanidad en el Nuevo Testamento fue en **Hechos 20**, cuando Eutico, que era un creyente, se cayó de una ventana mientras Pablo predicaba. Pablo bajó, lo abrazó y lo resucitó. Todos los demás casos de creyentes imponiendo manos a personas para sanidad eran personas que eran pecadoras. Cuando Jesús estaba en la tierra, todos los que Él sanaba imponiendo las manos eran pecadores porque nadie era salvo. A menos que me equivoque, solo he encontrado otra mención en el Nuevo Testamento sobre creyentes imponiendo manos a otros creyentes para sanidad, y eso se encuentra en **Santiago 5**. Vamos a hablar más sobre esto más adelante en el libro, pero quiero que veas esto.

Santiago 5:14-15 / Reina Valera Actualizada (RVA – 2015)
¹⁴ ¿Está enfermo alguno de ustedes? Que llame a los ancianos de la iglesia y que oren por él, ungiéndole

con aceite en el nombre del Señor. [15] Y la oración de fe
dará salud al enfermo, y el Señor lo levantará. Y si ha
cometido pecados le serán perdonados.

La palabra griega traducida como *"enfermo"* en **Santiago 5:14**
no se refiere a personas con pequeños problemas como un
resfriado, fiebre o dolor de estómago; esto se refiere a alguien
que está en una posición muy mala. No soy un erudito del
griego, pero puedo leer a aquellos que sí lo son. Una persona a
la que respeto mucho es Rick Renner y él dijo esto sobre este
pasaje en **Santiago 5**.

"La palabra griega *asdsenéo* se refiere a personas que están
físicamente frágiles o débiles debido a alguna condición
corporal. Esta condición física deteriorada les ha impedido
moverse libremente; por lo tanto, están confinadas en casa
por esta enfermedad y no pueden venir a la iglesia para recibir
oración por sanidad.

Santiago continúa diciendo que cuando la fe está presente, la
oración de los ancianos *'salvará al enfermo'*. La palabra *'salvar'*
es la palabra griega *sózo*, que en este versículo definitivamente
describe una sanidad física o la restauración de la salud. La
palabra *'enfermo'* ahora cambia de *asdsenéo*, que describe una
fragilidad física o debilidad, a la palabra griega *kámno*, que se
refiere a una persona que ha sufrido durante mucho tiempo de
esta aflicción y está extremadamente debilitada por los efectos
de esta enfermedad. La siguiente frase confirma que esta no
es una persona con un resfriado o dolencia menor, ya que dice
que después de que se aplica el aceite y se ora la oración de
fe, '...el Señor lo levantará...' La palabra *'levantar'* es la palabra
griega *egéiro*, que significa levantar, pero también es la raíz de
la cual obtenemos la palabra resurrección. Esto nos indica que
la persona enferma está gravemente enferma, quizás incluso

cerca de la muerte en el momento de la oración. Esto explicaría la urgencia con la que debe ofrecerse esta oración" (Gemas Resplandecientes del Griego).

Así que, cuando observamos el Nuevo Testamento, encontramos una instancia de un creyente imponiendo manos a un creyente muerto para resucitarlo (**Hechos 20**) y la otra es imponiendo manos a personas que están gravemente enfermas y no pueden creer por sí mismas (**Santiago 5**). ¿Es posible que nos hayamos quedado cortos en lo que está disponible para nosotros? Absolutamente.

Es un contraste marcado entre lo que vemos hoy en día y lo que vemos a lo largo del Nuevo Testamento con la iglesia primitiva. Entonces, aquí hay otra pregunta para ti: ¿Por qué estamos dedicando tanto tiempo a imponer las manos a creyentes para sanidad, cuando la Biblia de principio a fin es clara, que el *enfoque principal de la imposición de manos a personas para sanidad era para los pecadores*?

Es porque hemos sustituido el oro por el bronce.

El bronce se parece al oro y se usa como sustituto del oro todo el tiempo. Las joyas de bronce cumplirán el mismo propósito que las joyas de oro, pero al final, todos preferirían tener oro en lugar de bronce. ¿Por qué? El oro es más duradero y más valioso, y Dios preferiría que tengas lo mejor que está disponible.

> **Números 21:5-9 / Reina Valera Actualizada (RVA – 2015)**
> [5] y habló el pueblo contra Dios y contra Moisés, diciendo:
> —¿Por qué nos has hecho subir de Egipto para morir en el desierto? Porque no hay pan ni hay agua, y nuestra alma está hastiada de esta comida miserable. [6] Entonces el Señor envió entre el pueblo serpientes ardientes, las

Sección Tres: Perspectivas y Posibilidades /
Sustituyendo el oro por el bronce

cuales mordían al pueblo, y murió mucha gente de Israel. [7] Y el pueblo fue a Moisés diciendo: —Hemos pecado al haber hablado contra el Señor y contra ti. Ruega al Señor que quite de nosotros las serpientes. Y Moisés oró por el pueblo. [8] Entonces el Señor dijo a Moisés: —Hazte una serpiente ardiente y ponla sobre un asta. Y sucederá que cualquiera que sea mordido y la mire, vivirá. [9] Moisés hizo una serpiente de bronce y la puso sobre un asta. Y sucedía que cuando alguna serpiente mordía a alguno, si este miraba a la serpiente de bronce, vivía.

En **Números 21** encontramos a los israelitas una vez más quejándose contra Dios y Moisés. Como resultado del pecado, vino la enfermedad. Recuerda, este era el pacto que Dios hizo con Israel: no peques y la enfermedad no podrá tocarte. Los israelitas nunca aprendieron su lección durante los cuarenta años en el desierto. Pecaron y las serpientes vinieron entre la gente, los mordieron y muchos están muriendo. Entonces, ¿qué le dice Dios a Moisés que haga? Moisés hace una serpiente de bronce y la pone en un poste para que todos la miren. Esta serpiente de bronce era un tipo y sombra de Jesús (**Juan 3:14**); es una gran representación de lo que estaba disponible bajo el Antiguo Pacto en comparación con el Nuevo. El Antiguo Pacto funcionaba, pero no era lo mejor y no resolvería el problema. Cubría su pecado y mantenía la enfermedad alejada, pero no era lo mejor; Dios no quería que Su pueblo tuviera el plan de salud de nivel de bronce; Dios quería que Su pueblo tuviera el plan de salud de nivel de oro que elimina la posibilidad de enfermedad.

Isaías 60:17 / Reina Valera Actualizada (RVA – 2015)
[17] En lugar de cobre traeré oro; y en lugar de hierro, plata. En lugar de madera traeré bronce; y en lugar de piedras, hierro. Pondré la paz como tus administradores y la justicia como tus recaudadores.

En el ámbito de la sanidad divina, nosotros como Iglesia hemos sustituido el oro por el bronce al tomar lo que Dios tenía para el creyente y sustituirlo por lo que Dios tenía para el pecador. Bajo el Antiguo Pacto, Dios proporcionó bronce. El bronce era para el pecador. Cumplía con su propósito, pero no era lo mejor ni lo más duradero. Bajo el Nuevo Pacto, Dios proporcionó la versión de oro de la sanidad para los justos. Es la más valiosa y duradera porque se basa en el estándar de la Sangre de Jesús y te da Su vida por la eternidad.

Entonces, ¿cómo es posible que hayamos sustituido el oro por el bronce en el área de la sanidad? Las personas justas se han identificado como pecadores y, por lo tanto, no saben lo que poseen. Es simplemente por nuestra unión con Cristo que somos poseedores de la vida de Dios y el pecador no lo es. Debemos liberar lo que tenemos a la persona que no lo tiene. La vida de Dios en nosotros debe ser liberada al pecador. Es por esto que en la Gran Comisión se nos dice que vayamos y pongamos las manos sobre el pecador (**Marcos 16:18**). Esta es la razón por la que todos los pecadores vinieron a Jesús; ellos estaban tratando de llegar a Jesús para simplemente tocar Sus ropas porque el poder estaba fluyendo de Él.

Lucas 6:17-19 / Reina Valera Actualizada (RVA – 2015)
[17] Descendió con ellos y se detuvo en una llanura, junto con una multitud de sus discípulos y un gran número de personas de toda Judea, de Jerusalén y de las costas de Tiro y de Sidón, que habían venido para oírlo y para ser sanados de sus enfermedades. [18] Los que eran atormentados por espíritus inmundos eran sanados, [19] y toda la gente procuraba tocarlo; porque salía poder de él y sanaba a todos.

El plan de bronce es la misericordia de Dios. El plan de oro es la gracia de Dios. Dios ama a las personas, ya sean salvas o no, y no quiere que nadie esté enfermo sin importar su origen o religión. Por eso puso Su poder dentro del creyente para que pudiéramos dárselo al mundo, traerles sanidad y mostrarles la bondad de Dios.

Entonces, ¿por qué no vemos mucho en la Biblia sobre los creyentes imponiendo manos a otros creyentes para sanarlos? En primer lugar, no se supone que sea normal que una persona justa esté enferma; la redención nos hizo muertos a eso y, por lo tanto, intocables. Puso la vida de Dios en el creyente. En segundo lugar, si uno no se da cuenta de que está muerto al pecado, no es guiado por el Espíritu Santo y se mete en un accidente o simplemente deja de cuidar su cuerpo, podrían surgir problemas físicos; en ese caso, ¿por qué necesitaría que otra persona me dé algo que ya tengo? ¿Por qué necesitaría que alguien libere de su ser espiritual lo que ya está en mí como ser espiritual? ¿Por qué le diría a alguien que necesito cinco dólares para comprar una hamburguesa cuando tengo cinco dólares en mi bolsillo? La única razón por la que haría eso es porque no sé que tengo cinco dólares en mi bolsillo.

Si eres como yo, siempre estás pensando y haciendo las preguntas: "**¿Cómo?**" y "**¿Por qué?**", porque estoy en una misión y estoy decidido a seguir avanzando. A lo largo de los años de estar en innumerables servicios de la iglesia y conferencias, noté algo desde el principio que no ha cambiado en los últimos veinte años desde que esto se hizo visible para mí. Comencé a hacerme esta pregunta: ¿Por qué la mayoría de las reuniones de sanidad están llenas de creyentes y no de pecadores? ¿Qué piensas? Bueno, descubrí que en la mayoría de los casos, se reduce a estas cinco cosas:

a. La mayoría de los creyentes no conocen la voluntad de Dios con respecto a la sanidad.

b. La mayoría de los creyentes no creen que tienen la vida de Dios en ellos.

c. La mayoría de los creyentes buscan a alguien con una unción especial.

d. La mayoría de los creyentes piensan que alguien más tiene una relación más cercana con Dios que ellos.

e. Los predicadores han enseñado a los creyentes a que se les impongan las manos para sanarse.

¿Sabes qué soluciona todos estos problemas? Enseñar a las personas sobre su unión e identificación con Cristo.

Cuando te identificas con Cristo, comprendes rápidamente que la voluntad de Dios es la sanidad porque si Jesús no puede enfermarse, yo tampoco debería enfermarme.

Cuando te identificas con Cristo, descubres muy rápidamente que, a través de tu unión con Él, posees la misma vida que fluye en el Padre mismo.

Cuando te identificas con Cristo, te das cuenta que no hay nadie con una unción mayor que la del Ungido mismo y que, a través de tu unión, esa misma unción fluye en ti.

Cuando te identificas con Cristo, entiendes que la misma posición que Jesús tiene con el Padre, tú la tienes con el Padre.

Cuando te identificas con Cristo, no necesito que otra persona me dé lo que Jesús puso en mí.

Él es la Vid y yo soy la rama; como Él es, así soy yo. Él es la Cabeza y yo soy Su cuerpo. Soy un espíritu con el Señor. Soy hueso de

Sus huesos y carne de Su carne. Vivo, me muevo y tengo mi ser en Él. Él es la Plenitud de la Deidad y yo estoy completo en Él. Soy la justicia de Dios en Cristo.

Si nos enfocáramos en esas declaraciones, resolveríamos el problema de la enfermedad. Amigo, esas declaraciones son todas Escrituras y no son solo Escrituras, son mis Escrituras de sanidad. Estas son las realidades en las que medito todos los días. Mantienen mi mente sana y me mantienen en el flujo de la sanidad y la salud. Estas son las cosas que deberían enseñarse a los creyentes en lugar de mantenerlos dependientes del ministro.

Descubrirás que en mis conferencias de sanidad, mi intención no es imponer manos a las personas. Hemos creado una cultura en las iglesias carismáticas llenas del Espíritu de líneas de oración donde la gente sube al frente, se les imponen rápidamente las manos, buscan a un ujier para determinar si deben caer o no y luego regresan a su asiento... usualmente sin sanidad.

Ahora ciertamente, no estoy en contra de imponer manos a los cristianos para sanarlos. Lo he hecho miles de veces y continuaré haciéndolo porque, en última instancia, cuando se trata de sanidad, se trata simplemente de hacer que la vida de Dios entre en el cuerpo. Y en muchos casos, hay creyentes que dudan de su posición con Dios y por eso buscan a alguien más que creen que tiene una posición mayor. No tengo una posición mayor con Dios que cualquier otro creyente; sin embargo, en algunos casos, puedo tener una mayor comunión con Dios y/o una mejor comprensión de quién soy y qué tengo en Cristo. Pero no... permítanme repetirlo... no quiero que los cristianos dependan de mí o de cualquier otro ministro para su sanidad.

Estoy intentando interrumpir la mentalidad y la perspectiva de la Iglesia en el área de la sanidad para que obtengamos mejores resultados, los resultados de Dios, los que Él pretendía. Si observas los grandes avivamientos de los últimos dos siglos, en lo que respecta a la sanidad, siempre se ha centrado en llegar a un hombre o mujer de Dios.

Doy gracias a Dios por los dones ministeriales. Doy gracias a Dios por las dones y unciones en la vida de las personas. Sin embargo, el propósito de los dones y la unción es equipar a los santos para manifestar a Dios al pecador.

Efesios 4:11-13 / Reina Valera Actualizada (RVA – 2015)
[11] Y él mismo constituyó a unos apóstoles, a otros profetas, a otros evangelistas, y a otros pastores y maestros, [12] a fin de capacitar a los santos para la obra del ministerio, para la edificación del cuerpo de Cristo, [13] hasta que todos alcancemos la unidad de la fe y del conocimiento del Hijo de Dios, hasta ser un hombre de plena madurez, hasta la medida de la estatura de la plenitud de Cristo.

Observa que el propósito es que crezcamos en el entendimiento de quiénes somos en Cristo y lleguemos al lugar donde manifestemos la Plenitud de Él.

¡Jesús no se enferma! Entonces, ¿por qué la mayor parte de nuestra enseñanza sobre la sanidad trata sobre los pasos y las claves para recibir la sanidad? ¿Por qué no hacemos que las personas se vean a sí mismas en Cristo y como Cristo para que Cristo pueda fluir a través de ellas sin obstáculos? Pero, ¿cómo podemos hacer que el creyente lleve la sanidad a su mundo mientras le enseñamos al creyente a hacer una fila de oración para ser sano?

Mi objetivo en mis servicios es volver a centrar la atención en Jesús y quitarla de un hombre o una mujer. No quiero que las personas en sus asientos estén enfocadas en sí mismas, en sus problemas o en mí; quiero que estén tan conscientes y atentos a Jesús como sea posible en ese momento.

He dedicado mi vida a esto y, durante los últimos veinte años, he visto a personas sanar simplemente sentadas en nuestras conferencias y escuchando quiénes son en Cristo. Tengo tantos testimonios que podría contarles, pero hay uno en particular que puedo destacar: estaba predicando en una conferencia en Holland, Michigan, y había una pareja que había venido a los servicios. El esposo se me acercó al final del servicio y me dijo: **"Primero que todo, quiero que sepas que somos episcopales. Resulta que te vimos en un episodio de 'Sobrenatural' de Sid Roth y nos interesamos, así que comenzamos a ver tus videos en YouTube. Descubrimos que ibas a estar en esta iglesia, así que decidimos venir"**. Continuó diciéndome que se había desgarrado el manguito rotador muchos años antes y había decidido no operarse. Como resultado, había perdido todo movimiento en su brazo.

Dijo que mientras yo estaba predicando, su pierna comenzó a picarle. Bajó la mano para rascarse la pierna con el brazo lesionado y luego levantó el brazo y lo puso en el respaldo de la silla. Fue entonces cuando se dio cuenta de que su hombro estaba sanado. Mientras me contaba sobre su hombro sanado, su esposa entró corriendo por las puertas principales del auditorio con lágrimas en los ojos. Ella dijo: **"¡Chad, tengo que contarte lo que me acaba de pasar!"** Dijo: **"Fui diagnosticada con cáncer hace seis meses y tenía un gran tumor del tamaño de una pelota de béisbol debajo de la mandíbula. ¡Ahora mira!"** El tumor se había disuelto mientras estaba de pie en el vestíbulo de la iglesia.

A la mañana siguiente, la esposa se me acercó de nuevo y dijo: **"Chad, tengo que contarte lo que pasó esta mañana. Me desperté** y me di cuenta de que los tres tumores que tenía en la espalda también habían desaparecido".

Amigo, este es uno de cientos de ejemplos de cristianos que han dirigido su atención hacia Jesús y no hacia sí mismos. Agradezco a Dios por Su misericordia al proporcionar múltiples formas para que las personas experimenten la sanidad en sus cuerpos, pero Él tiene un paquete de nivel oro para el creyente. Jesús no nos salvó para que corriéramos hacia otro hombre y que nos consiguiera lo que Jesús ya nos consiguió. Gracias a Dios que podemos imponer manos a otros creyentes cuando están luchando por hacer la conexión, pero necesitamos avanzar al paquete de oro que está en Cristo. ¡Necesitamos pasar del bronce al oro!

Capítulo 19

MALDICIONES GENERACIONALES Y TU LÍNEA DE SANGRE

Debido a la falta de entendimiento de nuestra unión con Cristo, ha habido errores en las enseñanzas sobre la sanidad; uno de estos errores es el tema de las maldiciones generacionales y redimir tu línea de sangre. Lo he escuchado una y otra vez de cristianos que dicen: **"Estoy realmente preocupado de que la enfermedad que estoy enfrentando sea una maldición generacional que necesito romper"**.

¿De dónde sacan esta idea? ¡Bueno, no la están sacando de la Biblia! La están obteniendo de personas que intentan vender libros y hacer que la gente dependa del predicador. Es simplemente otra enseñanza que disminuye lo que la redención y nuestra unión con Cristo realmente significan. Si enseñas sobre maldiciones generacionales, es porque no tienes ni idea de tu unión con Cristo.

Amigo, no puedes enseñar realidades de nueva creación y al mismo tiempo predicar sobre maldiciones generacionales.

El tema de las maldiciones generacionales no tiene ninguna verdad bíblica para el cristiano, pero hay toneladas de videos y libros sobre esto. Lamentablemente, se basan en este único versículo encontrado en **Éxodo**.

Éxodo 20:5 / Reina Valera Actualizada (RVA – 2015)
⁵ No te inclinarás ante ellas ni les rendirás culto, porque yo soy el SEÑOR tu Dios, un Dios celoso que castigo la maldad de los padres sobre los hijos, sobre la tercera y sobre la cuarta generación de los que me aborrecen.

Primero, debemos notar que esto está escrito para los israelitas y es parte de la Ley de Moisés, por lo tanto, no está dirigido al cristiano. Sin embargo, aunque esto fue escrito bajo la ley para los israelitas y no para el creyente, no ha impedido que algunas personas intenten vender mentiras a los creyentes. Entonces, ¿qué se les dice a los creyentes que hagan si su enfermedad se debe a una maldición generacional? Pues, se les enseña que necesitan redimir su línea de sangre porque, según ellos, las enfermedades se transmiten a través de su línea de sangre.

¿Puedo ser sincero contigo? Esto no tiene ningún sentido cuando lo miras desde la perspectiva de la redención. Vamos a exponer los hechos bíblicos.

1. Cuando naces de nuevo, Dios se convierte en tu Padre (**1 Juan 3:1**).

2. Hemos sido redimidos de la maldición de la ley (**Gálatas 3:13**).

3. Estoy en unión con Jesús (**Juan 17:20**).

Estas tres cosas por sí solas hacen imposible que tenga una maldición generacional. Pero centrémonos en una de ellas: Dios es mi Padre. Amigo, si Dios es tu Padre, ¿qué línea de sangre necesitas redimir? ¿Cómo podría tener una maldición generacional cuando mi ascendencia está a un paso de Él? *Es absolutamente imposible tener una maldición generacional y estar en Cristo.*

La enseñanza sobre la necesidad de redimir tu línea de sangre proviene del mismo infierno. No tiene fundamento bíblico y simplemente está diseñada para hacerte salir de tu unión con Cristo, salir de la gracia y volver a las obras. Básicamente, está diciendo que lo que Jesús hizo a través de la redención no es suficiente.

Amigo, Jesús redimió tu línea de sangre cuando te redimió a ti. El pasado de Jesús es ahora tu pasado y Dios el Padre es el comienzo de tu línea de sangre. Deja el tema de las maldiciones generacionales para el pecador. El pecador necesita redimir absolutamente su línea de sangre para que la enfermedad deje de fluir. ¿Cómo lo hacen? Necesitan desconectarse del primer Adán y conectarse con el Cristo glorificado.

Cuando recibes a Jesús como tu Señor y Salvador, te conviertes en uno con Cristo, redimido y completamente libre de la maldición. Para el cristiano, el justo, no hay posibilidad de una maldición generacional. ¿Cómo podrías tener una maldición generacional cuando Dios es tu Padre? La única cosa que corre por tu línea de sangre es una bendición generacional: VIDA.

Capítulo 20
SATANÁS NO ESTÁ INVADIENDO TU CUERPO

Una declaración que a menudo he escuchado cuando los cristianos están enfermos es algo como esto: **"satanás simplemente está invadiendo mi cuerpo y estoy tomando autoridad sobre él"**. Es una creencia común que satanás está invadiendo nuestros cuerpos cuando llegan la enfermedad y el padecimiento. Bueno, ¿qué significa realmente *invadir*? *Invadir* simplemente significa entrar en la propiedad de alguien sin su permiso. Entonces, mi pregunta es esta: **"¿Es posible que satanás invada tu vida?"** La respuesta es simple: ¡enfáticamente no!

Volvamos al jardín del Edén y miremos la primera aparición de satanás.

Génesis 3:1-6 / Reina Valera Actualizada (RVA – 2015)
¹ Entonces la serpiente, que era el más astuto de todos los animales del campo que el SEÑOR Dios había hecho, dijo a la mujer: —¿De veras Dios les ha dicho: "No coman de ningún árbol del jardín"? ² La mujer respondió a la serpiente: —Podemos comer del fruto de los árboles del jardín. ³ Pero del fruto del árbol que está en medio del jardín ha dicho Dios: "No coman de él ni lo toquen, no sea que mueran". ⁴ Entonces la serpiente dijo a la mujer: —Ciertamente no morirán. ⁵ Es que Dios sabe que el día que coman de él, los ojos les serán abiertos, y serán

como Dios, conociendo el bien y el mal. [6] Entonces la mujer vio que el árbol era bueno para comer, que era atractivo a la vista y que era árbol codiciable para alcanzar sabiduría. Tomó, pues, de su fruto y comió. Y también dio a su marido que estaba con ella, y él comió.

Cualquiera que me conoce sabe que soy muy radical en cuanto a la forma en que veo las cosas. Creo en ser simple y directo. Así que déjame preguntarte: ¿puedes mostrarme dónde satanás invadió a Eva? ¿Hizo satanás que Eva hiciera algo? ¿La hizo pecar? ¿La hizo comer del árbol? No. ¿Por qué? Porque no tenía autoridad sobre ella para hacer nada.

Quiero que notes esto. Satanás no tenía control sobre ella porque Eva era justa. Esta tentación tuvo lugar antes que el pecado entrara en el mundo; como resultado, Eva tenía una relación perfecta con Dios y era como Dios (**Génesis 1:26**). Satanás no podía obligar a Eva a hacer nada; como resultado, tuvo que tentarla.

Debido al pecado, todos los que nacieron después de Adán y Eva nacieron en el pecado y en el flujo de la muerte. Satanás podía hacer lo que quisiera con aquellos que no tenían un pacto con Dios. Satanás era el amo y las personas eran sus esclavos. Ves esto con los pecadores y especialmente con aquellos que están poseídos por demonios. Satanás no los está tentando; simplemente los domina y lo hace. ¿Por qué? Son esclavos del pecado.

Sin embargo, no vemos que esto suceda con el siguiente hombre justo en la Biblia: Jesús. Cuando Jesús estuvo en el desierto durante cuarenta días, satanás vino a tentarlo.

Mateo 4: 1-11 / Reina Valera Actualizada (RVA – 2015)
[1] Entonces Jesús fue llevado por el Espíritu al desierto

para ser tentado por el diablo. ² Y después de haber ayunado cuarenta días y cuarenta noches, tuvo hambre. ³ El tentador se acercó y le dijo: —Si eres Hijo de Dios, di que estas piedras se conviertan en pan. ⁴ Pero él respondió y dijo: —Escrito está: No solo de pan vivirá el hombre, sino de toda palabra que sale de la boca de Dios. ⁵ Entonces el diablo lo llevó a la santa ciudad, lo puso de pie sobre el pináculo del templo, ⁶ y le dijo: —Si eres Hijo de Dios, échate abajo, porque escrito está: A sus ángeles mandará acerca de ti, y en sus manos te llevarán, de modo que nunca tropieces con tu pie en piedra. ⁷ Jesús le dijo: —Además está escrito: No pondrás a prueba al Señor tu Dios. ⁸ Otra vez el diablo lo llevó a un monte muy alto, y le mostró todos los reinos del mundo y su gloria. ⁹ Y le dijo: —Todo esto te daré, si postrado me adoras. ¹⁰ Entonces Jesús le dijo: —Vete, Satanás, porque escrito está: Al Señor tu Dios adorarás y a él solo servirás. ¹¹ Entonces el diablo lo dejó y, he aquí, los ángeles vinieron y le servían.

Entonces, tengo una pregunta para ti: ¿dónde invadió satanás a Jesús? Esperaré. Oh, eso es correcto. Satanás no pudo obligar a Jesús a hacer nada. Si satanás pudiera simplemente invadir y hacer lo que quisiera sin nuestro permiso, ¿por qué no hizo que Jesús convirtiera las piedras en pan? ¿Por qué satanás no empujó a Jesús fuera del templo? ¿Por qué satanás no obligó a Jesús a adorarlo? Vayamos un paso más allá: ¿por qué satanás no mató a Jesús allí mismo si podía hacer lo que quisiera? ¿Por qué satanás nunca violentó el cuerpo de Jesús y lo enfermó?

La respuesta sigue siendo la misma que con Eva: Satanás no puede invadir contra una persona justa. Las personas justas son maestras sobre satanás; él no puede hacer lo que quiera porque debe tener nuestro permiso.

Ahora es cuando la gente se pone religiosa y dice: "**Bueno, eso era Jesús**". En primer lugar, ¿qué pasa con Adán y Eva? En segundo lugar, si quieres tomar la postura de que satanás no pudo hacerle nada a Jesús, porque Él era Jesús... eso me funciona. Porque cuando comenzamos a identificarnos con Jesús, entonces te pone en la misma posición donde satanás tampoco puede hacerte nada sin tu permiso. Por eso satanás es referido en el Nuevo Testamento como un mentiroso (**Juan 8:44**), engañador (**Apocalipsis 12:9**), y tentador (**Mateo 4:3**). Todo lo que satanás puede hacerle al creyente es traer pensamientos, ideas y sugerencias. Vemos esto ocurrir con Jesús y más adelante con Ananías y Safira.

> **Hechos 5:1-4 / Reina Valera 1960 (RV60)**
> [1] Pero cierto hombre llamado Ananías, con Safira su mujer, vendió una heredad, [2] y sustrajo del precio, sabiéndolo también su mujer; y trayendo sólo una parte, la puso a los pies de los apóstoles. [3] Y dijo Pedro: Ananías, ¿por qué llenó Satanás tu corazón para que mintieses al Espíritu Santo, y sustrajeses del precio de la heredad? [4] Reteniéndola, ¿no se te quedaba a ti? y vendida, ¿no estaba en tu poder? ¿Por qué pusiste esto en tu corazón? No has mentido a los hombres, sino a Dios.

Ananías y Safira eran cristianos, personas justas en unión con Cristo, y mintieron descaradamente a la gente en la iglesia sobre su ofrenda. ¿Notaste que satanás no los obligó a mentir? Todo lo que satanás pudo hacer fue traer esos pensamientos, ideas y sugerencias y luego dejar que Ananías y Safira se derrotaran a sí mismos. Nota que Pedro dijo: "**¿Por qué has concebido esto en tu corazón?**" Esta palabra *corazón* en griego es la palabra *kardía*, "**que significa alma o mente, ya que es la fuente y sede de los pensamientos, pasiones, deseos, apetitos, afectos,** propósitos, esfuerzos; de la comprensión, la facultad y sede de la inteligencia". Satanás trajo tentaciones y, mientras se sentaban en las imaginaciones de las personas, al igual que con Eva, se convirtieron en manifestaciones en su cuerpo. ¿Por qué afectó a Eva, Ananías y Safira y no a Jesús? Todos eran justos. Ananías y Safira eran la justicia de Dios en Cristo. ¿Por qué pecaron ellos y Jesús no? No fue porque satanás les hizo hacer algo; fue porque Jesús tomó la decisión de capturar esos pensamientos, rechazar el engaño y contrarrestarlo con la Palabra.

Como se produce el pecado es como se produce la enfermedad. Como viene la fuente es como vienen los productos derivados. ¿Puede satanás hacerte pecar sin tu permiso? No. ¿Entonces cómo puede enfermarte sin tu permiso? Si él no pudo hacérselo a Jesús, entonces no puede hacerlo a ti.

Entonces, ¿qué hace satanás? Es un mentiroso, un tentador y un engañador. Va por la tierra buscando personas que acepten sus tentaciones para poder devorarlas.

> **1 Pedro 5:6-9 / Reina Valera Actualizada (RVA – 2015)**
> [6] Humíllense, pues, bajo la poderosa mano de Dios para que él los exalte al debido tiempo. [7] Echen sobre él toda su ansiedad porque él tiene cuidado de ustedes. [8] Sean sobrios y velen. Su adversario, el diablo, como león rugiente anda alrededor buscando a quién devorar. [9] Resistan al tal estando firmes en la fe, sabiendo que los mismos sufrimientos se van cumpliendo entre sus hermanos en todo el mundo.

Satanás anda como león rugiente buscando a quién devorar. Esta Escritura destruye la teología de las personas que creen que satanás puede simplemente entrar sin permiso y hacer lo que quiera. Si él pudiera devorar a cualquiera, si pudiera hacer lo que quisiera con quien quisiera, ¿por qué no lo hace? Si satanás puede simplemente invadir tu cuerpo y hacerte enfermar, ¿por qué no te mata en su lugar? No tiene ningún sentido.

¿Te estás cansando de mis preguntas? Bueno, aquí tienes otra más. Si satanás está buscando a quienes puede devorar... ¿quiénes son aquellos a quienes puede devorar? Satanás solo puede devorar a aquellos que tienen preocupaciones. Por eso se te dice que lo resistas. ¿Qué debes resistir? *Preocupaciones*. La palabra *preocupaciones* en griego es la palabra *"mérimna"*, que simplemente significa ansiedades o miedos.

Dios nos está diciendo que echemos nuestras ansiedades, miedos y preocupaciones sobre Él porque Él (cuida de nosotros), se preocupa de nosotros. Puede parecer hipócrita que Dios pueda preocuparse, pero nosotros no. Sin embargo, la palabra *preocupación (cuidado)* en referencia a Dios es la palabra griega *"mélo"*, que significa preocuparse por o ser el objeto del afecto de alguien.

¡Dios no quiere que te preocupes porque su trabajo es (cuidar de ti), preocuparse de ti! Pero el momento en que comenzamos a preocuparnos es el momento en que sacamos a Dios del trono de nuestras vidas y tomamos Su lugar para convertirnos en los proveedores de nuestras vidas. Por eso se nos dice que echemos nuestras preocupaciones sobre el Señor. Necesitas matar tus preocupaciones. ¿Por qué? Porque si no matas tus preocupaciones, tus preocupaciones te matarán a ti.

Marcos 4:14-19 / **Reina Valera Actualizada (RVA – 2015)**
¹⁴ **El sembrador siembra la palabra.** ¹⁵ **Primero están estos que caen junto al camino donde se siembra la palabra. Y cuando la oyen, en seguida viene Satanás y quita la palabra que había sido sembrada en ellos.**

¹⁶ También los que son sembrados en pedregales son aquellos que, cuando oyen la palabra, en seguida la reciben con gozo; ¹⁷ pero no tienen raíz en sí, sino que son de poca duración. Entonces, cuando viene la tribulación o la persecución por causa de la palabra, en seguida tropiezan. ¹⁸ Y otros son los que son sembrados entre espinos. Ellos son los que oyen la palabra, ¹⁹ pero las preocupaciones de este mundo, el engaño de las riquezas y la codicia de otras cosas se entrometen y ahogan la palabra, y queda sin fruto.

En la parábola del sembrador, Jesús explica cómo las personas producen fruto en sus vidas. Pero como puedes ver, solo un pequeño porcentaje de personas realmente toma la Palabra y produce fruto en sus vidas. ¿Por qué es esto? Una de las razones principales se encuentra en **Marcos 4:19**.

Marcos 4:19 / Biblia Amplificada Clásica Edición (AMPC)
¹⁹ Entonces las preocupaciones y las angustias del mundo y las distracciones del siglo, y el placer y el deleite y el falso encanto y el engaño de las riquezas, y el ansia y el deseo apasionado de otras cosas se introducen y ahogan y sofocan la Palabra, y se vuelve infructuosa.

Somos un pueblo lleno de preocupaciones. Preocupaciones sobre el dinero, la salud, los hijos, el trabajo, etc. En la cultura del mundo, parece ser algo amoroso y compasivo tener preocupaciones, especialmente sobre los seres queridos, pero no te dejes engañar. Las preocupaciones del mundo son simplemente un lobo disfrazado de oveja. Las preocupaciones te controlarán y te matarán si no las controlas y las matas. Las preocupaciones te hacen enfocarte en el mundo y no en Dios. Si tienes miedo de lo que tus hijos pueden hacer o no hacer,

¡DETENTE! ¿Sabes por qué? Porque ese es el momento en que abres la puerta e invitas a satanás a tu vida, para que se siente en tu casa, "**coma galletas y leche**", y haga lo que quiera. Y luego, después que satanás comienza a destruir tu vida, es cuando la mayoría de los cristianos dicen: "**No voy a dejar que satanás invada mi cuerpo. Estoy usando mi autoridad dada por Dios para echarlo fuera**". Bueno, eso está muy bien si decides usar tu autoridad y echarlo fuera. Pero, ¿por qué no ir un paso más allá y NUNCA DEJARLO ENTRAR? ¿Has oído hablar del "**pobre y viejo Job**"? Bueno, Job no era pobre y no estaba enfermo... hasta que empezó a vivir con preocupaciones.

Job 3:25 / Reina Valera Actualizada (RVA – 2015)
²⁵ **El miedo que presentía me ha sobrevenido; lo que me daba terror me ha acontecido.**

Amigo, lo que temes, reverencias. Job vivía con miedo; estaba preocupado por sus hijos y casi le cuesta todo lo que tenía, incluida su vida. Las preocupaciones de Job permitieron que satanás entrara y devorara su casa y su familia.

Satanás quiere que te preocupes por lo que el mundo se preocupa. Por eso siempre les digo a mi familia y a mis socios: protejan su paz. Satanás quiere que sueltes tu paz y tomes las preocupaciones. Si puede hacer que te preocupes, te ha hecho derrotarte a ti mismo.

Quiero que veas esto muy claramente: satanás no puede invadir tu vida. No es una invasión cuando tiene tu permiso. Ya sea consciente o inconscientemente, somos nosotros los que abrimos la puerta al pecado y la enfermedad en nuestras vidas. Si alguna vez tienes una pregunta sobre esto, siempre mira a Jesús. Mira tu unión con Cristo para que sea el filtro de quién eres, lo que tienes, tu relación con el Padre, tu relación con satanás y tu autoridad y capacidad en la tierra. Jesús es nuestro estándar para la posición y posesiones de un hombre o una mujer llenos y unidos con Dios. Lo único que satanás puede hacer es traer pensamientos, ideas y sugerencias a tu alma. Él quiere llenar tus imaginaciones con engaños para que la destrucción pueda tener lugar en tu vida.

Capítulo 21

LO QUE SEA QUE TENGA TU IMAGINACIÓN, TIENE TU FE

A lo largo de los últimos veinte años, el Espíritu Santo me ha guiado por diversos caminos en mi estudio sobre la salud divina. De hecho, es fascinante mirar atrás y ver cómo ha construido estas cosas en mí. Fuera de la pieza fundamental de nuestra unión con Cristo, esta área de la que quiero hablarte ha sido la más transformadora e inspiradora que he encontrado, y casi nadie está hablando de ello: nuestra imaginación.

Hace varios años, el Señor me guió a volver y comenzar a estudiar el tema del espíritu, el alma y el cuerpo. Al hacerlo, comencé a ver rápidamente la conexión entre nuestra alma y cuerpo. Cuando me refiero al alma, me refiero a nuestra mente, voluntad y emociones. Muchos cristianos hablan de ganar almas, pero en realidad, se refieren a ganar espíritus. Somos seres espirituales. Somos nosotros como espíritus quienes nacemos de nuevo, pero nuestra alma/mente debe ser renovada. Nuestro cuerpo simplemente sigue lo que está en nuestra mente.

Me habían enseñado este tema cuando estaba en la escuela bíblica hace muchos años, pero al comenzar a verlo desde una nueva perspectiva, comencé a ver cuán involucrada está nuestra alma en la salud que experimentamos en nuestro cuerpo.

3 Juan 2 / Reina Valera Actualizada (RVA – 2015)

² Amado, mi oración es que seas prosperado en todas las cosas y que tengas salud, así como prospera tu alma.

Observa que **3 Juan 2** muestra que hay una correlación directa entre tu mente y tu cuerpo. Podrías decir que donde va tu mente, va tu cuerpo.

Ahora ya hemos establecido que satanás no puede hacer que peques y, por lo tanto, no puede hacer que te enfermes. Él es el tentador y el engañador, y su única arma disponible es traer pensamientos, ideas y sugerencias con la esperanza de que los tomes en tu imaginación. Así es como te hace pecar y también cómo te hace enfermar.

Génesis 3:1-7 / Reina Valera Actualizada (RVA – 2015)

¹ La serpiente era más astuta que todos los animales salvajes que el SEÑOR Dios había hecho, así que le preguntó a la mujer: —¿Es cierto que Dios les dijo que no coman de ningún árbol del jardín? ² Y la mujer le respondió: —Podemos comer los frutos de los árboles del jardín. ³ Pero Dios nos dijo: "No deben comer frutos del árbol que está en medio del jardín, ni siquiera tocarlo porque si lo hacen morirán". 4 Entonces la serpiente le dijo a la mujer: —Con seguridad no morirán. ⁵ Incluso Dios sabe que cuando ustedes coman de ese árbol, comprenderán todo mejor; serán como dioses porque podrán diferenciar entre el bien y el mal. ⁶ Cuando la mujer vio que el árbol era hermoso y los frutos que daba eran buenos para comer, y que además ese árbol era atractivo por la sabiduría que podía dar, tomó algunos frutos del árbol y se los comió. Su esposo se encontraba con ella, ella le dio, y él también comió. ⁷ Como si se les abrieran los ojos, se dieron cuenta de que estaban

desnudos. Entonces se hicieron ropa cosiendo hojas de higuera.

De nuevo, Eva era justa, por lo que satanás no podía hacerle nada; todo lo que podía hacer era traer pensamientos, ideas y sugerencias con la esperanza de cambiar sus imaginaciones. Mientras él le daba cosas en las que pensar, en lugar de desechar esos pensamientos, Eva comenzó a meditar en ellos. Al meditar en ellos, cambió su perspectiva sobre el árbol. Tus imaginaciones eventualmente llevarán a manifestaciones.

Génesis 3:6 / Palabra de Dios para Todos (PDT)
6 Cuando la mujer vio que el árbol era hermoso y los frutos que daba eran buenos para comer, y que además ese árbol era atractivo por la sabiduría que podía dar, tomó algunos frutos del árbol y se los comió. Su esposo se encontraba con ella, ella le dio, y él también comió.

Nota que dice, "**cuando la mujer vio...**" Esta no fue la primera vez que Eva vio el árbol físicamente; esta fue la primera vez que lo vio con ojos engañados en su imaginación. Satanás no podía hacerla pecar ni hacerla enfermar. Si quería deshacerse de ella, ¿por qué satanás no simplemente la mató? ¿Por qué no le puso cáncer? ¿Por qué no agarró el fruto, lo puso en su mano y la obligó a darle un mordisco? Porque satanás no podía simplemente traspasar y hacer lo que quería con una persona justa. Su única arma eran los **pensamientos**.

2 Corintios 10:4-5 / Reina Valera Actualizada (RVA – 2015)
4 porque las armas de nuestra milicia no son carnales sino poderosas en Dios para la destrucción de fortalezas. 5 Destruimos los argumentos y toda altivez que se levanta contra el conocimiento de Dios; llevamos cautivo todo pensamiento a la obediencia de Cristo.

Si nuestras armas no son carnales sino espirituales y son para el propósito de derribar imaginaciones... entonces, ¿qué tipo de arma crees que tiene satanás? ¿Cuál crees que es el principal esfuerzo de satanás? ¿Dónde crees que está el verdadero campo de batalla? Es una batalla por tu imaginación.

Lo que Eva vio en su imaginación cambió su fe y llevó a manifestaciones. Amigo, escúchame muy de cerca: lo que tenga tu imaginación, tiene tu fe.

Durante años hemos pensado que, como cristianos, teníamos problemas de fe. Nos hemos centrado en pasos, claves, el ABC y el 123 para obtener más fe, pero no es un problema de fe; tenemos un problema de imaginación. En lo que más piensas, se convertirá en tu realidad. Verás, como personas justas en unión con Cristo, tenemos la fe de Dios. ¡La fe es en realidad uno de los frutos del espíritu nacido de nuevo!

> **Gálatas 5:22-24 / Reina Valera Actualizada (RVA – 2015)**
> [22] Pero el fruto del Espíritu es: amor, gozo, paz, paciencia, benignidad, bondad, fe, [23] mansedumbre y dominio propio. Contra tales cosas no hay ley [24] porque los que son de Cristo Jesús han crucificado la carne con sus pasiones y deseos.

Jesús nos dio las herramientas que necesitamos para hacer el trabajo. Después de todo, si la fe del tamaño de una semilla de mostaza moverá una montaña (**Mateo 17:20**), ¡debe requerir una cantidad microscópica de fe para mover un tumor!

La mayoría de los cristianos no son conscientes de lo que tienen; por lo tanto, son fácilmente engañados en sus imaginaciones. Este fue el caso de Eva; ella fue engañada (**2 Corintios 11:3**) porque no conocía su identidad. El engaño de satanás fue: **"Si comes del** árbol, te harás como Dios." Fue el gran engaño porque ella ya era como Dios, pero no lo sabía. Como resultado, comenzó a trabajar para obtener lo que ya era y perdió lo que ya tenía.

Déjame hacerte esta pregunta: ¿Es posible que nosotros, como personas justas, el Cuerpo de Cristo, estemos en la misma posición que Eva? ¿Es posible que satanás nos esté diciendo: **"Si haces esto, te sanarás"** a pesar del hecho celestial de que ya estamos sanados? satanás quiere que siempre trabajes para obtener lo que ya tienes. Recuerda, si satanás te está diciendo algo, es una mentira. Él es el padre de la mentira y no hay verdad en él (**Juan 8:44**).

¿Es posible que satanás te esté diciendo que no estás sanado porque sabe que realmente lo estás? ¿Es posible que la razón por la que las personas justas se enferman es porque satanás les dice que es posible? Él no puede simplemente hacer cualquier cosa a tu cuerpo; necesita que cambies tus imaginaciones y veas que es posible y luego comiences a preocuparte. Cuando lo haces, te des cuenta o no, tu fe se aferra a ello y ahora estará trabajando para producirlo ¿Por qué? La fe es la evidencia de lo que se espera.

La preocupación es simplemente imaginar la maldición y somos muy buenos para preocuparnos. He visto cristianos que son profesionales en preocuparse. Son profesionales en permitir que su imaginación se descontrole con las posibilidades de la maldición y he visto a muchos de ellos enfermarse y permanecer enfermos.

Si tu cuerpo responde a tus imaginaciones sobre las realidades del mundo, ¿cuál es la posibilidad de que tu cuerpo responda a tus imaginaciones sobre las realidades del cielo? Recientemente regresé de predicar en una conferencia en Alemania. Mientras estaba allí, conocí a una de las parejas más dulces llamadas Johan y Monique de Bélgica. Johan me dijo que había estado escuchando mis charlas de sanidad que hago cada semana en las redes sociales y también había leído mi libro *Poseedores de Vida* en el que hablo sobre la vida de Dios dentro de nosotros. Johan dijo que había desarrollado un crecimiento en su abdomen inferior. Dijo que decidió no ir al médico para esto; en cambio, iba a tomar lo que yo había enseñado sobre nuestra imaginación y hacer eso en su lugar.

Johan dijo que había estado pensando en cómo la vida de Dios es la luz de Dios y cómo la luz es radiación. Dijo que pensó que la luz que brilla de Jesús podría ser la radiación que necesitaba para eliminar el crecimiento en su cuerpo. Entonces, Johan dijo que se sentó en su silla y durante una hora y quince minutos, usó su imaginación para ver la vida de Dios en forma de luz, irradiando de Jesús e irradiando en ese crecimiento en su cuerpo. Johan dijo que cuando abrió los ojos y miró hacia abajo, el crecimiento había desaparecido por completo.

Nuestro cuerpo fue diseñado por Dios para responder a nuestras imaginaciones. Recuerda, tu cuerpo prospera en la medida en que tu alma prospera. A donde va la mente, también va el cuerpo. Cuando comienzas a preocuparte, que es simplemente imaginar, tu cuerpo comienza a responder. Tus miedos desencadenan que tu cerebro libere una hormona llamada cortisol que lleva a que tu ritmo cardíaco se eleve, experimentes náuseas, falta de aire, tensión muscular, dolores de cabeza, espasmos... ¡y estos son solo efectos temporales! Cuando te conviertes en una persona crónicamente preocupada, esa preocupación constante puede derivar en problemas digestivos, debilitamiento del sistema inmunológico, enfermedades cardíacas, ataques al corazón e incluso cáncer.

¿Has notado también que cuanto más comienzas a preocuparte por una situación, más comienza a apoderarse de tu vida? He visto a personas hacer cosas locas debido al miedo.

Tus imaginaciones comienzan a afectar cómo ves tu mundo, y resultan en cómo respondes a las situaciones.

Nunca olvidaré cuando estaba en el aeropuerto de París en marzo de 2020. El covid-19 estaba en pie de guerra en toda Europa y la gente estaba en pánico. Me dirigía a Nagaland, India, y tenía una escala de varias horas en el aeropuerto Charles de Gaulle. Mientras caminaba por la terminal hacia mi puerta, dos jóvenes con trajes de materiales peligrosos hechos en casa pasaron junto a mí. Ahora bien, no eran empleados del aeropuerto; ¡eran viajeros! Tenían su equipaje con ellos y estaban pasando por seguridad conmigo. No pude evitar preguntarme cuánto miedo estaban viviendo mientras estaban allí con sus trajes de materiales peligrosos, completos con guantes, protectores sobre sus zapatos y una máscara de tela debajo de su visera de plástico que encapsulaba completamente su cabeza.

Mientras estaba sentado en la puerta comiendo un sándwich, comencé a notar todos los informes de noticias en las pantallas de televisión a mi alrededor. ¿Sabes lo que estaban reportando? Miedo y muerte. Miré alrededor y vi a todos con sus máscaras puestas y escuché todos los miedos y preocupaciones de la gente. Luego vi a un niño de unos diez años caminar y agarrar una manija de la puerta. Su madre gritó en voz alta, "**¡Nooooooo!**" Corrió hacia él, sacó una gran botella de desinfectante para manos, quitó la tapa y lo vertió sobre su cabeza. No estoy exagerando. No solo le limpió las manos con eso. Literalmente lo ungió en la cabeza con desinfectante para manos y comenzó a frotarlo por todo su cuerpo. ¡El miedo te hará hacer cosas estúpidas!

Intentaba sacar mi teléfono para grabar esto, pero me reía tanto que apenas podía controlarme. Pero luego, cuando me calmé, estos pensamientos comenzaron a venir a mi mente: "**Vas a India para hacer una conferencia de sanidad; ¿realmente crees que no te contagiarás de covid con todos estos viajes? ¿Qué pasaría si te enfermas? ¿Y si lo contraes y mueres durante tu viaje? Después de todo, estás en el corazón de todo esto.**"

De repente, el miedo me comenzó a invadir. ¿Sabes lo que hice? ¡Me levanté y corrí al baño! No fui al baño por nada físico; ¡fui por razones espirituales! Entré en un cubículo, cerré la puerta y me quedé allí mientras meditaba en mi unión con Cristo. Comencé a imaginar a Jesús como la Vid y yo como las ramas y toda Su vida fluyendo a través de mí. Medité en los versículos sobre ser uno con Él, estar muerto a la enfermedad y ser inmune a la oscuridad. Después de unos minutos de controlar mi alma y poner mi mente de nuevo en las realidades del Cielo, salí con valentía, nunca más tuve esos pensamientos y jamás me contagié de covid.

¿Por qué satanás no me puso covid? Porque no podía; tenía que traer los pensamientos. Recuerda, la enfermedad tiene raíces espirituales. satanás necesitaba que me desconectara de la vida y me conectara a la muerte con mi imaginación. ¿Por qué? Porque él sabe que lo que sea que tenga mi imaginación tiene mi fe, ¡y mi fe siempre funciona!

Por eso encuentras al apóstol Pablo diciéndonos una y otra vez que necesitamos proteger nuestros pensamientos.

2 Corintios 10:4-5 / Reina Valera Actualizada (RVA – 2015)
⁴ porque las armas de nuestra milicia no son carnales sino poderosas en Dios para la destrucción de fortalezas. ⁵ Destruimos los argumentos y toda altivez

que se levanta contra el conocimiento de Dios; llevamos cautivo todo pensamiento a la obediencia de Cristo.

¿Qué está buscando satanás? Nuestra alma. ¿Por qué? Porque aquello de lo que somos más conscientes será nuestra realidad actual. Su arma son simplemente pensamientos. Si puede hacer que pienses en ello el tiempo suficiente, eventualmente lo creerás y cambiarás tu percepción de la realidad.

En el Antiguo Testamento, leemos acerca de los israelitas cuando estaban a punto de comenzar a tomar la tierra que Dios les había provisto. Antes de entrar en la tierra de Canaán, Moisés envió a doce espías a explorar la tierra y traer un informe. ¡Mira lo que sucedió!

> **Números 13:32-33 / Reina Valera Actualizada (RVA − 2015)**
> [32] Y comenzaron a desacreditar la tierra que habían explorado, diciendo ante los hijos de Israel: —La tierra que fuimos a explorar es tierra que traga a sus habitantes. Todo el pueblo que vimos en ella son hombres de gran estatura. [33] También vimos allí gigantes, hijos de Anac, raza de gigantes. Nosotros, a nuestros propios ojos, parecíamos langostas; y así parecíamos a sus ojos.

Cuando los doce espías regresaron, diez de ellos informaron que había grandes gigantes en la tierra, pero nota la última frase: **"Nosotros, a nuestros propios ojos, parecíamos langostas; y así parecíamos a sus ojos."** ¿Los espías israelitas se sentaron a entrevistar a los gigantes sobre su perspectiva? ¡No! Entonces, ¿cómo sabían los espías israelitas lo que los gigantes pensaban? No lo sabían; se lo imaginaron.

Amigo, cómo te ves a ti mismo determinará cómo ves tu mundo. Por eso, conocer tu identidad y unión con Cristo es tan vitalmente importante, porque evitará que seas engañado. Como resultado de las imaginaciones no controladas de los diez espías malvados, los israelitas terminaron vagando por el desierto durante cuarenta años. La mayoría de los que estaban vivos en ese momento murieron y nunca llegaron a experimentar las promesas de Dios para ellos, aunque estaban literalmente justo delante de ellos. ¿Y sabes qué les pasó a los diez espías malvados? Murieron de enfermedad.

> **Números 14:36-37 / Reina Valera Actualizada (RVA – 2015)**
> [36] Los hombres que Moisés envió a explorar la tierra y que de regreso hicieron murmurar contra él a toda la asamblea, desacreditando aquella tierra, [37] esos hombres que habían desacreditado la tierra murieron delante del SEÑOR, a causa de la plaga.

Amigo, aquello que temes, veneras. Tus preocupaciones, miedos, ansiedades y afanes... esos se convierten en tus ídolos y cuando comienzas a adorarlos, te desconectas de la vida y te conectas a la muerte. ¿El resultado? Ahora la maldición de la que fuiste redimido se convierte en la cosa a la que tú te esclavizas una vez más; por eso satanás busca a personas a las que pueda hacer que se preocupen. Entonces, ¿qué necesitas hacer? Usa la imaginación que Dios te dio y úsala para el bien.

> **Colosenses 3:1-3 / Reina Valera Actualizada (RVA – 2015)**
> [1] Siendo, pues, que ustedes han resucitado con Cristo, busquen las cosas de arriba donde Cristo está sentado a la diestra de Dios. [2] Ocupen la mente en las cosas de arriba, no en las de la tierra; [3] porque han muerto, y su vida está escondida con Cristo en Dios.

¿Por qué se nos dice que pongamos nuestra mente en las realidades del Cielo? Porque satanás quiere que permanezcas conforme a las realidades de este mundo y a lo que el mundo llama normal. Cuando nacimos en este mundo, fuimos criados con lo que el mundo llama normal; sin embargo, cuando nacemos de nuevo y nos unimos a Cristo, ahora tenemos una realidad alternativa en la que podemos vivir. Pero, ¿cómo podemos vivir en la realidad del Cielo? Tenemos que cambiar nuestra forma de pensar. Tenemos que cambiar nuestras imaginaciones para poder cambiar nuestra perspectiva y cambiar nuestra vida. Si no lo haces, serás engañado y perderás lo que Jesús proveyó.

Nuestra alma es la válvula que determina lo que fluye no solo en nuestros cuerpos, sino también en nuestras vidas. Ahora estamos sosteniendo el cable de poder y determinando si permanecemos conectados a la vida o nos conectamos a la muerte, y lo que hacemos con nuestras imaginaciones determina el flujo. Yo soy un espíritu lleno de la vida de Dios, pero ninguna vida fluirá en mi cuerpo si mi alma está conectada a las cosas del mundo. Lo que tenga mi imaginación tiene mi fe y lo que tenga mi fe se producirá en mi vida.

En las iglesias llenas del Espíritu, durante décadas, hubo un enfoque tremendo en nuestras palabras y el poder que ellas llevan. Amigo, déjame decirte ahora mismo, hay poder en nuestras palabras y lo que hablamos producirá vida y muerte. Sin embargo, cuando se trató de la enseñanza sobre nuestras confesiones, no dimos en el blanco.

Lucas 6:45 / Reina Valera Actualizada (RVA – 2015)
45 El hombre bueno, del buen tesoro de su corazón presenta lo bueno; y el hombre malo, del mal tesoro de su corazón presenta lo malo. Porque de la abundancia del corazón habla la boca.

Jesús menciona la importancia de nuestras palabras aquí, pero las palabras no son el enfoque; el enfoque está en nuestras imaginaciones. La palabra corazón es nuevamente la palabra griega *kardía* que se refiere a nuestros pensamientos, pasiones y deseos. Nuestras palabras son importantes, pero lo que es más importante son tus imaginaciones. ¿Por qué? Porque tus imaginaciones producirán tus palabras. Amigo, una vez más hemos puesto la carroza delante del caballo. Satanás no tiene problema con que trabajes en tu confesión si no estás trabajando en tu imaginación. ¡Él te ayudará a sentarte e incluso a escribir las hojas de confesión contigo! Porque no importa lo que digas si no lo crees. Puedo decirte por qué tenemos una abundancia de conocimiento a lo largo de los años y, sin embargo, pocos resultados. ¿Quieres saber por qué? En muchas áreas nos hemos centrado en los productos derivados en lugar de en la fuente.

Cuando se trata de la sanidad, nos centramos en ella en lugar de centrarnos en la justicia. Cuando se trata de la autoridad, nos centramos en las palabras en lugar de centrarnos en nuestra imaginación. ¡Piénsalo! Si tus palabras producen vida o muerte, pero esas palabras provienen de la abundancia de tus imaginaciones... ¿por qué no nos hemos centrado en nuestras imaginaciones? ¿Por qué hay miles de libros y series de enseñanza disponibles sobre el poder de nuestras palabras y tal vez un puñado de enseñanzas sobre la imaginación? Porque satanás no tiene problema con que te enfoques en el subproducto cuando no te estás enfocado en la fuente.

Al tratar con personas todos estos años, encuentro personas que conocen muchas Escrituras, han ido a la iglesia durante mucho tiempo y saben todas las cosas correctas que decir; sin embargo, si hablas con ellos lo suficiente, la verdad saldrá a la luz: lo que realmente está en sus imaginaciones eventualmente saldrá. Una vez que dejan de tratar de elegir sus palabras, entonces descubro en qué han estado pensando todo el tiempo, y generalmente ahí es donde entran las emociones.

Verás, muchas veces puedo saber dónde están las imaginaciones de las personas por sus emociones. He aprendido a mirar más allá de las confesiones impuestas y mirar sus emociones. ¿Sabes por qué? Tus emociones son parte de tu alma. Tus emociones están ligadas a tus imaginaciones. He visto a personas darme confesiones positivas mecánicamente sobre su situación y, sin embargo, puedo ver el miedo y las preocupaciones del mundo en su rostro y emociones. Tus emociones son un muy buen indicador de tus imaginaciones.

Tu cuerpo va a donde va tu alma. Si quieres un cuerpo sano, comienza con un alma sana. Tienes que proteger tu mente. Tienes que proteger tus imaginaciones. Dios te dio una imaginación para producir cosas en el espíritu. Tu imaginación es algo bueno porque es algo de Dios, pero satanás la ha secuestrado. En el mundo de la iglesia, hemos aceptado lo malo de la imaginación en relación con la maldición, pero la hemos dejado de lado cuando se trata de lo bueno, ¡aunque está en toda la Biblia! ¿Por qué crees que Dios siempre le decía a la gente que meditara en la Palabra? La meditación es algo de Dios, que el diablo secuestró y enfatizó en las religiones orientales. Y como la gente de la iglesia realmente no estudia sus Biblias, decidimos que la meditación era algo malo por la forma como se usa en el mundo. ¡No! Solo porque satanás toma algo de Dios y lo deforma, no significa que sea malo.

Nuestra imaginación puede usarse para bien y para mal. Déjame contarte una historia personal. Mientras todavía era pastor en Arkansas, en un momento estábamos en medio de un programa de construcción. Habíamos comprado un edificio de 19,000 pies cuadrados (1.765 m2) que era un antiguo gimnasio. Durante las renovaciones, el contratista general me llamó y me dijo: **"Oye, no sé cómo decirte esto, pero vamos a necesitar otros $500,000 porque el jefe de bomberos cambió los planes para el** sistema de rociadores y eso va a cambiar muchas otras cosas que necesitamos hacer". Bueno, no teníamos otros $500,000 y además de eso, los necesitaba en dos meses.

Bueno, siempre he sido bastante bueno en mantener bajo control mi vida de pensamiento, pero en esta instancia, lo perdí. Ya había estado bajo una gran cantidad de estrés con otras cosas que estaban sucediendo en la iglesia y simplemente me debilitó y me rendí. Durante los siguientes días, fui un manojo de nervios. ¿Sabes por qué? Porque había firmado el contrato en el que se indicaba que el contratista general podía seguir adelante con las obras y yo garantizaba que dispondríamos de los fondos adicionales al cabo de dos meses. Lo único en lo que podía pensar durante días era que iba a perder la iglesia, mi familia e ir a la cárcel.

Una noche, mientras estaba en la ducha, me miré y mi cuerpo se había cubierto de urticaria y luego mi cuello comenzó a hincharse. No me gusta ir al médico, pero al final, mi esposa ganó la discusión y nos dirigimos a la sala de emergencias a las 11:50 p.m. Era un viaje de unos veinte minutos al hospital. Mientras conducíamos, estaba luchando por respirar, pero también estaba enojado conmigo mismo. ¿Sabes por qué? Porque me di cuenta de que había permitido que mi imaginación se desbocara durante varios días y era mi culpa estar en esta situación. ¡Había permitido que las preocupaciones del mundo trajeran preocupaciones a mi cuerpo! Cuando llegamos al hospital, dije: **"Dame diez minutos para practicar lo que predico"**. Entonces puse algo de música instrumental de piano, cerré los ojos y comencé a cambiar mis imaginaciones de la maldición a la Bendición. Comencé a usar la imagen que Jesús nos dio de la vid y las ramas. Vi a Jesús y a mí conectados. Vi la vida de Jesús fluyendo en mi cuerpo. Seguí usando mi imaginación y solo me concentré en verlo a Él y volverme consciente de Él. En algún momento antes de que esos diez minutos terminaran, de repente, mi garganta se abrió y pude tomar una gran bocanada de aire. Miré hacia abajo y todo ese desastre se había ido de mi piel. ¡Estaba completamente sano! ¿Y sabes qué hicimos? Nos dimos la vuelta y regresamos directamente a casa. Amigo, lo que sea que tenga tu imaginación tiene tu fe y lo que sea que tenga tu fe, se producirá en tu vida.

Usa lo que Dios te dio y úsalo para bien. Usamos nuestras imaginaciones para mantenernos conectados y mantener nuestra conciencia de Dios. ¡Una imaginación de Dios produce fruto de Dios!

> **Juan 15:4 / Reina Valera Actualizada (RVA – 2015)**
> [4] Permanezcan en mí, y yo en ustedes. Como la rama no puede llevar fruto por sí sola si no permanece en la vid, así tampoco ustedes si no permanecen en mí.

¿Sabes cómo permaneces? Te mantienes ahí con tu imaginación. Te permites quedarte en un lugar de conciencia y conocimiento de Él divinamente conectado a ti. Ese es nuestro único trabajo: permanecer conectados a la fuente de toda vida. Estamos eternamente conectados a Él por nuestros espíritus; somos un espíritu con el Señor. Sin embargo, si queremos ver fruto en nuestras vidas, debemos mantener la conexión y el flujo de nuestra alma. ¡Necesitamos control del alma!

¡No permitas que satanás use lo que Dios te dio para que pueda destruirte! Guarda tu imaginación. Usa tu imaginación para caminar en las cosas de Dios, crecer en tu comunión con Dios y mantenerte conectado a la vida de Dios. Lo que sea que tenga tu imaginación tiene tu fe. Así que mantén tus imaginaciones en esta simple pero vital verdad: estoy muerto a la enfermedad.

No permitiré que mi imaginación me vea enfermando. No usaré mis imaginaciones para engañarme y alejarme de lo que Jesús ha hecho por mí, en mí y todo lo que Él se ha propuesto hacer a través de mí. Incluso en medio de una pandemia, aunque mil caigan a un lado y diez mil al otro, no temeré ni permitiré que mi imaginación me vea caer con ellos. Usaré mi imaginación y veré las circunstancias de la vida a través de la realidad alternativa del Cielo: me veo envejeciendo y cumpliendo el plan de Dios para mi vida libre de enfermedades y dolores, con todas mis facultades mentales y mi fuerza continuamente renovada como la de las águilas, porque soy uno con Cristo y Su vida fluye a través de mí. En el área de la sanidad, mantén tu imaginación en la realidad de que eres intocable y nunca estarás enfermo otro día de tu vida.

Capítulo 22

MANTENTE CONECTADO A LA FUENTE

La mayoría de los cristianos que tienen un entendimiento de la fe, de nuestra autoridad en Cristo, de la confesión, etc., están tratando de hacer que algo suceda, pero nunca se suponía que debías sanarte a ti mismo. Recuerda, la gracia proporcionó la cura. La gracia puso la medicina dentro de tu espíritu. La gracia hará el trabajo; simplemente necesitas estar consciente de lo que tienes. No es tu trabajo trabajar por lo que Jesús provee.

> **Juan 15:5 / Reina Valera Actualizada (RVA – 2015)**
> ⁵ Yo soy la vid, ustedes las ramas. El que permanece en mí y yo en él, este lleva mucho fruto. Pero separados de mí nada pueden hacer.

Jesús dijo: **"Sin mí, no puedes hacer nada"**. Hemos estado tratando de sanarnos a nosotros mismos haciendo suficientes confesiones, leyendo suficientes capítulos de nuestra Biblia y haciendo todo tipo de cosas buenas. Estas son cosas que deberíamos estar haciendo para mantener nuestra comunión con Dios, pero estas cosas no te darán lo que la gracia proporcionó. No cometas el error de trabajar por tu sanidad. Tenemos un problema grave en la Iglesia de personas que llaman a sus obras fe y, sin embargo, están frustradas porque no está funcionando. Están trabajando en la Corporación de Fe, ¡pero no reciben un salario! Tu único trabajo es mantenerte conectado y esto tiene todo que ver con tu mente. La gracia te unió con Cristo para que todo lo que fluye en Él pueda fluir en ti.

¿Ves la conexión? Si has recibido a Jesús como tu Salvador, has sido unido, pero hay toda una pieza de permanecer que debe ser tratada. La palabra *permanecer* es la palabra griega *méno*, que significa **"permanecer habitualmente o quedarse"**. Describe una decisión de la cual quien permanece no se moverá ni apartará de su lugar. Jesús estaba diciendo en esencia: **"Si haces de mí tu morada constante, sin apartarte ni moverte de mi lado, producirás abundante fruto"**. La palabra *méno* describe a alguien que está tomando la decisión: **"Este es mi lugar; no me moveré"**. Pablo nos exhortó a decidir con firmeza que, sin importar lo que ocurriera a nuestro alrededor, no cambiaríamos nuestra posición frente a la Palabra y la voluntad de Dios.

Entiende que tu posición en Cristo nunca cambiará. Tu relación con Él es estática, pero tu comunión es muy fluida. Siempre estamos aumentando o disminuyendo en nuestra conciencia de Él con nosotros y en nosotros. Hay muchas personas que comenzaron fuertes en la fe porque comenzaron fuertes en la comunión. A medida que pasó el tiempo, la comunión disminuyó y, eventualmente, también lo hicieron sus resultados. Permanecer en Cristo se trata de tu comunión y conciencia de Él. Es en ese lugar donde ocurre el crecimiento y la victoria. Es exactamente de lo que Dios estaba hablando en el Salmo 91 cuando dijo: **"El que habita al abrigo del Altísimo morará bajo la sombra del Omnipotente"**. Dios luego continúa hablando sobre todos los resultados que uno verá cuando haga de Su presencia su lugar de morada.

Cuando yo estaba creciendo, se hablaba mucho de las personas que se apartaban; esto siempre se refería a alguien que pecaba y había dejado de caminar con el Señor. En realidad, apartarse no comienza con el pecado; apartarse comienza con ser menos consciente de Dios en este momento que hace cinco minutos. Si eres menos consciente de Dios hoy que ayer, has retrocedido. Sabes tan bien como yo que puedes entrar a un servicio de la iglesia, experimentar la presencia tangible de Dios y luego, una hora más tarde, puedes estar sentado en un restaurante y que Dios no sea tan real para ti. No es porque Dios te haya dejado; es porque tu mente lo dejó a Él. Dios nos conectó con Cristo; es nuestra responsabilidad hacer de esa unión nuestro lugar de morada.

Hay tres maneras principales en las que podemos mantenernos conectados a la Fuente de vida. Primero, necesitamos pasar tiempo en la Palabra de Dios escuchando a Dios. Recuerda, Jesús dijo: **"Mis palabras son espíritu y son vida"**. Mantener la conexión realmente se trata de comunión. Cuando pasamos tiempo en la Palabra escrita, nos pone en una posición para escuchar la Palabra hablada. Por eso **Romanos 10:17** dice: "La fe viene por el oír y el oír por la Palabra de Cristo".

La fe no viene por leer muchas Escrituras o escuchar muchos sermones; la fe viene por escuchar a Dios. En **Romanos 10:17**, la frase **"Palabra de Cristo"** no se refiere a la Palabra escrita; la palabra utilizada es la palabra griega *rhema*, que significa **"la palabra hablada de Dios"**. Si lees y estudias con la intención de escuchar, el Espíritu Santo siempre te revelará cosas. Amigo, la Biblia no fue escrita solo para darte información; tristemente, ahí es donde están la mayoría de los cristianos. La fe no viene por oír y oír y oír más escrituras y sermones; viene de la comunión y de oír de Él. El hecho de que se use la palabra *rhema* revela que la fe fluye de la comunión; proviene de la palabra hablada de Dios. Si no tienes cuidado, incluso puedes convertir la lectura de tu Biblia en una tarea, tratando de leer suficientes escrituras para obtener suficiente fe.

Solo porque conoces las Escrituras no significa que conoces a Dios. Incluso Jesús trató este mismo tema con los fariseos. Jesús dijo: **"Escudriñas las Escrituras porque piensas que en ellas tienes vida eterna; yo soy la vida"**. **Daniel 11:32** dice: **"Los que conocen a su Dios serán fuertes y harán grandes hazañas"**. Esto no es conocer hechos sobre Dios; esto se trata de una relación y comunión legítima con Dios. En **Filipenses 3**, el apóstol Pablo dijo: **"Mi meta en la vida es conocerlo a Él y el poder de su resurrección"**. Muchos cristianos hoy quieren el poder sin la comunión, pero nunca sucederá de esa manera. Nos hemos enfocado en lo incorrecto; nos estamos enfocando en el poder, pero si simplemente aumentas tu conciencia y comunión con Él, el flujo de vida y poder divino será un subproducto natural. Así que en tu tiempo de estudio, no te enfoques en leer; enfócate en escuchar. Sé que acabo de decir esto, pero vale la pena repetirlo: solo porque conoces las Escrituras no significa que conoces a Dios.

En segundo lugar, debemos pasar tiempo orando en el Espíritu. Al orar en el Espíritu, literalmente estamos trabajando juntos con Él. Es una manera de convertirnos en colaboradores; Él nos da las palabras y nosotros las hablamos. Es imposible que no estemos conscientes de Él cuando lo estamos escuchando y trabajando juntos. He descubierto que en los momentos en los que mi conciencia de Él no está donde debería estar, no he estado pasando el tiempo orando en el Espíritu como debería. *Cuando mi comunión disminuye, afecta mi sensibilidad a Él y, por lo tanto, afecta las manifestaciones.* Cuando me preparo para una conferencia de sanidad, generalmente tomo dos o tres días antes de las reuniones para ayunar y pasar tiempo extra orando en el espíritu. Hago esto para aumentar mi conciencia de Él y, por lo tanto, aumentar mi sensibilidad a Su voz.

Debo aumentar mi conciencia de Dios dentro de mí para estar lleno de fe en lo que tengo y ser sensible a Su voz en cuanto a liberar esa vida divina. He notado que al hacer estas cosas, también afecta la manera en que me veo a mí mismo. Mantiene mi mente en quién realmente soy y, como resultado, lleva a mejores resultados en el área de la sanidad.

Hacer el número uno y dos producirá el número tres: encuentros con Dios. El propósito de la Biblia y de orar en el Espíritu no solo era darnos información y revelación, sino, en última instancia, llevarnos a encuentros con Dios. Dios nos creó para tener encuentros. La intención de Dios es que oigamos de Él, veamos de Él y experimentemos de Él.

> **Juan 14:19-21 / Reina Valera Actualizada (RVA − 2015)**
> [19] Todavía un poquito y el mundo no me verá más; pero ustedes me verán. Porque yo vivo, también ustedes vivirán. [20] En aquel día ustedes conocerán que yo soy en mi Padre, y ustedes en mí, y yo en ustedes. [21] El que tiene mis mandamientos y los guarda, él es quien me ama. Y el que me ama será amado por mi Padre, y yo lo amaré y me manifestaré a él.

Jesús dijo que en el día de la salvación, tenemos la oportunidad de tener encuentros con Él; Jesús dijo que se manifestaría a nosotros. ¿Crees que si regularmente tienes encuentros con Jesús tendrías problemas con la enfermedad o dolencia? ¡Sería imposible! Cuando Moisés estaba en comunión con Dios, la radiación de Dios fluía hacia su piel. Cuando Jesús estaba en comunión con Dios, la vida de Dios fluía desde su espíritu hacia su cuerpo. Amigo, ¡diez tratamientos de quimioterapia y radiación no pueden hacer lo que un encuentro con Dios puede hacer!

Cuando tienes un encuentro con Dios, no pienses que es algo de una sola vez; *cada encuentro con Dios es una invitación a otro.* Cuanto más consciente eres de Él, más de Él fluirá de ti.

En lugar de enfocarte en ser sanado, ¿por qué no te enfocas en Su presencia? Si Él es nuestra Fuente, entonces solo Él debería ser nuestro enfoque. Cuando tus ojos están en la enfermedad, tus ojos no están en Él. *De lo que eres más consciente es lo que experimentarás.*

Mateo 6:6 / The Message (MSG)

6 Esto es lo que quiero que hagas: Busca un lugar tranquilo y apartado para que no te sientas tentado a representar un papel ante Dios. Simplemente permanece allí tan simple y honestamente como puedas. El enfoque cambiará de ti a Dios y comenzarás a sentir Su gracia.

Nota que en el ministerio de Jesús, Él nunca hizo mucho énfasis en el problema. Jesús realmente no hablaba sobre la enfermedad o el problema en cuestión. ¿Por qué? Porque estaba tan consciente de Dios que el problema no era gran cosa. Su enfoque no estaba en la muerte; estaba en la vida divina que estaba en Él y en la fuente de esa vida. Hay un pasaje interesante de las Escrituras en Hechos donde vemos a Pedro siguiendo el ejemplo de Jesús, enfocándose correctamente. Pedro resucitó a una mujer de entre los muertos, pero su atención no estaba en el cuerpo muerto.

Hechos 9:39-41 / Reina Valera Actualizada (RVA – 2015)

39 Entonces Pedro se levantó y fue con ellos. Cuando llegó, le llevaron a la sala y le rodearon todas las viudas, llorando y mostrándole las túnicas y los vestidos que Dorcas hacía cuando estaba con ellas. 40 Después de sacar fuera a todos, Pedro se puso de rodillas y oró; y vuelto hacia el cuerpo, dijo: "¡Tabita, levántate!". Ella abrió los ojos, y al ver a Pedro se sentó. 41 Él le dio la mano y la levantó. Entonces llamó a los santos y a las viudas, y la presentó viva.

Nota en el **versículo 40**, dice que Pedro se arrodilló y oró. Luego se volvió hacia el cuerpo y dijo: "**Tabita, levántate**".

¿Ves dónde puso Pedro su atención y enfoque? Pedro no simplemente entró y comenzó a hacer declaraciones. Primero dirigió sus atenciones y afectos hacia Dios. Aumentó su conciencia de Dios y, creo, recibió dirección de Dios. Después de todo esto, se volvió hacia el cuerpo. Esto me dice claramente que Pedro no estaba mirando el cuerpo muerto. La muerte no era su enfoque; la vida era su enfoque. Después de orar, inmediatamente se volvió hacia el cuerpo y liberó vida divina. Sabemos lo que sucede cuando la vida se libera sobre la muerte: la muerte siempre se inclina y se retira.

> **2 Corintios 4:10-13, 17-18 /**
> **Reina Valera Actualizada (RVA – 2015)**
> [10] Siempre llevamos en el cuerpo la muerte de Jesús por todas partes para que también en nuestro cuerpo se manifieste la vida de Jesús. [11] Porque nosotros que vivimos, siempre estamos expuestos a muerte por causa de Jesús, para que también la vida de Jesús se manifieste en nuestra carne mortal. [12] De manera que en nosotros actúa la muerte, pero en ustedes actúa la vida. [13] Sin embargo, tenemos el mismo espíritu de fe conforme a lo que está escrito: Creí; por lo tanto hablé. Nosotros también creemos; por lo tanto también hablamos. [17] Porque nuestra momentánea y leve tribulación produce para nosotros un eterno peso de gloria más que incomparable; [18] no fijando nosotros la vista en las cosas que se ven sino en las que no se ven; porque las que se ven son temporales, mientras que las que no se ven son eternas.

No debemos enfocarnos en las cosas que se ven con nuestros ojos físicos. Debemos enfocarnos en la vida de Dios dentro de nosotros. Lo que es real para nosotros es lo que creemos y será la confesión que salga de nuestra boca. No puedes enfocarte en los resultados de la maldición; debes enfocarte en los resultados de la Bendición. ¡La unión de tu espíritu con Cristo debe ser mayor!

No puedes desatar la vida cuando la muerte que enfrentas es mayor en tu mente; sin embargo, si sales de un encuentro con Dios, estarás plenamente consciente de esa vida y listo para derrotar a la muerte. Aquí tienes tu fórmula para el éxito:

- Pasa tiempo en la Palabra.
- Pasa tiempo en oración.
- Ten encuentros con Dios.
- Repite.

Haz de esto tu estilo de vida. No cometas el error de aquellos en el pasado que obtuvieron información pero nunca tuvieron comunión. No existe tal cosa como operar en la fe de Dios sin que fluya de una comunión con Dios. Puedes conocer todas las claves, pasos y fórmulas, pero sin comunión, no producirás nada. Si haces de Su presencia tu lugar de residencia permanente, producirás mucho fruto. Haz de esto tu estilo de vida y experimentarás una vida de salud divina para ti y milagros para otros.

Capítulo 23

CUANDO LOS CRISTIANOS ESTÁN ENFERMOS

Así que con todo esto de que somos intocables, no podemos ignorar el hecho de que hay cientos de millones de cristianos en todo el mundo que están enfermos. Entonces, ¿cómo puede Jesús hacernos muertos a la enfermedad y aún así enfermarnos? Porque nos hacemos vivos a la enfermedad. ¿Cómo es esto posible?

1. Creemos que es posible estar enfermos.
2. No controlamos nuestras imaginaciones.
3. No cuidamos el cuerpo que Dios nos dio.

Tratemos con el primero. Debido a que Jesús nos ha liberado del pecado y nos ha desconectado del primer Adán y ahora estamos conectados a Él, ya no es posible estar enfermos a menos que todavía pensemos que es posible. Tenemos que hacer algunas consideraciones en nuestra imaginación y cambiar nuestra perspectiva de la vida. Debemos vernos a nosotros mismos como muertos a la enfermedad y que ya no es posible estar enfermos ni un día más de nuestra vida.

Romano 6:10-11 / Reina Valera Actualizada (RVA – 2015)
(Nota del Autor en paréntesis)
[10] En cuanto a su muerte, murió al pecado (Enfermedad) una vez y para siempre; en cuanto a su vida, vive

> para Dios. [11] De la misma manera, también ustedes considérense muertos al pecado (enfermedad), pero vivos para Dios en Cristo Jesús.

Si estoy muerto al pecado (enfermedad), ¿por qué necesitaría considerarme muerto a ello? Porque aquello a lo que mi alma está conectada es lo que fluirá a través de mí. Jesús me liberó de la maldición, pero yo elijo con mi alma a qué me conecto: a la vida o a la muerte. Aquí es donde necesito considerar diariamente que ya no es posible que yo esté enfermo. No importa lo grave que sea la pandemia, no importa lo que digan las noticias, yo soy intocable. Debo discernir adecuadamente el Cuerpo del Señor y verme como Él es.

1 Corintios 11:27-29 / Reina Valera Actualizada (RVA – 2015)
[27] De modo que cualquiera que coma este pan y beba esta copa del Señor de manera indigna, será culpable del cuerpo y de la sangre del Señor. [28] Por tanto, examínese cada uno a sí mismo, y coma así del pan y beba de la copa. [29] Porque el que come y bebe, no discerniendo el cuerpo, juicio come y bebe para sí.

La palabra *discernir* en griego significa "**separar, preferir o hacer una distinción**". Recuerda, nos identificamos con Su muerte, Su resurrección y Su vida. Para poder identificarme con Su resurrección y Su vida, primero debo identificarme con Su muerte. Debo hacer una distinción de que algo especial sucedió aquí: que estoy en unión con esa muerte. La muerte que Jesús murió es la muerte que yo morí. El pasado de Jesús es mi pasado. No tomo la comunión desde el punto de vista de solo otro ritual. Cuando tomo la comunión, es un recordatorio claro y solemne que estoy comiendo y bebiendo Su muerte, mi muerte; Su vida y mi vida. No soy nada sin Él y le agradezco por todo. Creo que es indigno participar de la comunión y verme separado de Él.

Jesús murió para que yo pudiera ser uno con Él. Creo que es indigno participar de la comunión, participar de Su sangre y cuerpo y aún así ver posible que yo siga conectado al pecado y la enfermedad. Cuando me veo separado de Cristo es donde se instala la condenación.

Romanos 8:1-2 / Reina Valera 1960 (RV1960)
[1] Ahora, pues, ninguna condenación hay para los que están en Cristo Jesús, los que no andan conforme a la carne, sino conforme al Espíritu. [2] Porque la ley del Espíritu de vida en Cristo Jesús me ha librado de la ley del pecado y de la muerte.

Vemos la condenación solo en relación con el pecado; la condenación es más que eso. La condenación también se relaciona con la enfermedad. El momento en que veo que es posible enfermarme, es la condenación diciéndome que no soy lo suficientemente justo. ¿Cómo podría estar lleno de la vida de Dios y pensar que podría enfermarme? Porque la condenación me dice que no tengo suficiente vida. La condenación te dirá, cuando impongas las manos sobre alguien, que no estás lo suficientemente ungido. La condenación te dirá que el cáncer es una cosa real y que deberías estar preocupado. El momento en que te ves fuera de tu unión con Cristo es cuando entra la condenación y, si no se trata, la condenación te matará.

La normalidad del mundo no es mi normalidad. Lo que es normal para un hombre de cincuenta años lleno del diablo no será normal para mí a los cincuenta cuando esté lleno de Dios. Lo que es normal para un hombre de setenta años conectado a la muerte no será normal para mí a los setenta cuando esté lleno de la vida de Dios. La única vez que estas cosas serán posibles es si pienso que son posibles, y esta es el área en la que satanás está trabajando horas extras cuando se trata de tu vida.

No tengas miedo de morir joven. Recuerda, lo que temes es lo que reverencias y a lo que reverencias, serás esclavo. No tienes que morir joven cuando parte de tu promesa del pacto con Dios es que Él cumplirá todos tus años. Si te dejas guiar, Él te llevará por el camino de una larga vida hasta que estés satisfecho.

Salmos 91:14-16 / Reina Valera Actualizada (RVA – 2015)
14 "Porque en mí ha puesto su amor, yo lo libraré; lo pondré en alto, por cuanto ha conocido mi nombre. 15 Él me invocará, y yo le responderé; con él estaré en la angustia. Lo libraré y lo glorificaré; 16 lo saciaré de larga vida y le mostraré mi salvación".

Hebreos 2:14-16 / Reina Valera Actualizada (RVA – 2015)
14 Por tanto, puesto que los hijos han participado de carne y sangre, de igual manera él participó también de lo mismo para destruir por medio de la muerte al que tenía el dominio sobre la muerte (este es el diablo), 15 y para librar a los que por el temor de la muerte estaban toda la vida condenados a esclavitud. 16 Porque ciertamente él no tomó para sí a los ángeles sino a la descendencia de Abraham.

Nunca tengas miedo a la muerte. Mueres, ¿y qué? Si estás en unión con Cristo, la muerte es ganancia. Te lo digo ahora mismo... Sé que tengo un trabajo que hacer en esta tierra, pero cuando lo termine, estoy listo para estar con Jesús. El miedo a la muerte es, en última instancia, lo que impide a muchas personas caminar en salud porque siguen conectándose a un flujo continuo de muerte. Muchos cánceres son el resultado de esto; elimina el miedo que reverencias y nunca te controlará.

Si estás embarazada, no tienes que preocuparte nunca por tener un aborto espontáneo. ¿Por qué? Porque es parte de tu pacto con

Dios. Puedes esperar plenamente que tu hijo nazca a término completo y completamente sano. ¿Por qué? Porque estamos muertos a la maldición.

Cualquiera que sea la enfermedad que venga...covid 127, viruela porcina, viruela de elefante, y cualquier otra viruela que inventen...no le tengo miedo, ella me teme a mí. No puede llegar a mí porque no puede estar en mi entorno. Si quieres estar en una zona libre de enfermedades, párate cerca de alguien que esté lleno de la vida de Dios y lo sepa...porque mi pacto dice que la enfermedad ni siquiera puede estar en mi entorno.

Debemos tomar la decisión de que, porque estoy unido con Cristo, la enfermedad simplemente no es posible. Cuando llegue la próxima pandemia...¿a quién le importa? Mi Biblia dice que ninguna plaga puede acercarse a mí.

Así que tratemos la segunda razón por la cual los cristianos se enferman: sus imaginaciones. Esto se relaciona directamente con la primera razón porque esta es la forma en que satanás quiere que te conectes a la maldición. Quiere que te llenes de sus pensamientos para poder llenarte con la maldición. En realidad, se reduce a lo que llamo enfermedades del alma, como la condenación, el miedo y la falta de autocontrol. Satanás quiere que pongas tus imaginaciones en todos los artículos de noticias en televisión y redes sociales sobre todas las enfermedades que hay en el mundo y todas las cosas que son normales para el mundo.

En Estados Unidos, ¿alguna vez has notado que no puedes ver ni un programa de televisión sin ver un anuncio de un medicamento recetado? ¡Qué maldad es esa! Los Estados Unidos de América es una de las pocas naciones en el mundo que son tan corruptas con sus ciudadanos que permiten que las compañías farmacéuticas anuncien sus medicamentos. Vivimos en un mundo enfermo en el que las personas están tan enfocadas en el dinero y el poder, que están dispuestas a llenar los cuerpos de las personas con productos químicos y llamarlo atención médica...y por eso tanta gente está enferma. Acabamos de hablar sobre nuestras imaginaciones, así que no voy a extenderme mucho más. Pero esta es la forma en que los cristianos se enferman en última instancia: una vida de pensamiento no mantenida.

La tercera razón por la que la gente se enferma es algo de lo que a la gente no le gusta hablar, especialmente en América, y es esto: no cuidar nuestro cuerpo, que es el templo de Dios. Voy a entrar en más detalles sobre esto en el último capítulo, pero dejaré esto aquí: si no cuidas el cuerpo que Dios te dio, no es culpa del diablo ni de nadie más cuando te enfermas. Si te das cuenta, en última instancia, las tres razones están vinculadas a nuestra alma. Recuerda: **"Quiero que prosperes y tengas salud, así como prospera tu alma"**. Cómo piensas determinará cómo ves y, por lo tanto, cómo vives.

¿Qué pasa cuando los cristianos tienen accidentes? Bueno, es simple: esto no será popular, pero es bíblico: los accidentes ocurren cuando no estamos siendo guiados por el Espíritu Santo. Cuando dejamos de escuchar, es cuando nos metemos en problemas.

> **Juan 16:13 / Reina Valera Actualizada (RVA – 2015)**
> [13] Y cuando venga el Espíritu de verdad, él los guiará a toda la verdad pues no hablará por sí solo sino que hablará todo lo que oiga y les hará saber las cosas que han de venir.

Esto es tan claro como puede ser. Uno de los trabajos del Espíritu Santo es guiarnos en la vida, revelar la verdad y mostrarnos las cosas por venir. Nunca ha habido una persona justa llena de Dios que haya estado en un accidente y sin embargo el Espíritu Santo no les estaba advirtiendo. Nunca me convencerás de lo contrario. Cualquiera de nosotros que haya estado en un accidente, si somos humildes y honestos, podemos mirar atrás y darnos cuenta de que había algo dentro de nosotros que decía: "No hagas eso", "No vayas todavía" o "No vayas por ese camino". Él siempre está cuidándonos, pero nunca nos obligará a hacer nada.

Salmos 91:9-12 / Reina Valera Actualizada (RVA – 2015)
⁹ Porque al SEÑOR, que es mi refugio, al Altísimo, has puesto como tu morada, ¹⁰ no te sobrevendrá mal ni la plaga se acercará a tu tienda. ¹¹ Pues a sus ángeles dará órdenes acerca de ti para que te guarden en todos tus caminos. ¹² En sus manos te llevarán de modo que tu pie no tropiece en piedra.

¿Quiénes son aquellos a quienes los ángeles llevan en sus manos? Aquellos que confían en Dios para ser Su refugio y Su lugar de protección. Bueno, ¿cómo puede ser posible cuando no le estoy escuchando? Amigo, no estoy hablando de pecado; estoy hablando de los asuntos diarios de la vida. ¿Sabes cuántas veces he escuchado al Señor decirme que tome un camino diferente a casa mientras conducía por la carretera, o que espere unos minutos antes de salir, o que haga algo diferente en una actividad en la que estoy participando? Él conoce el final desde el principio y no nos está ocultando secretos. ¡Dios quiere que estés sano todos los días de tu vida!

Con todo eso dicho, ¿qué necesitan hacer los cristianos para caminar en sanidad? Bueno, haz lo contrario de lo que hiciste para enfermarte. Es decir, si regalamos nuestra sanidad porque usamos nuestra alma para enchufarnos a la muerte, entonces simplemente nos desenchufamos de la muerte y nos enchufamos de nuevo a la Vida. Abre la válvula de tu alma y deja que fluya la vida de Dios.

Ahora sé que eso suena simple...me gusta lo simple... y la Biblia es simple, pero ¿cómo se ve esto en la práctica? Usa tu imaginación y considérate muerto a eso. No me importa si es una enfermedad común, una enfermedad crónica, una enfermedad mortal o el resultado de un accidente, considérate muerto a eso. ¡Haz lo que hizo mi amigo y compañero Johan de Bélgica! Usa tu imaginación y ve la luz de Jesús irradiando en tu cuerpo. No necesitas que alguien que se para en un púlpito ponga sus manos sobre ti. ¡Cristo vive dentro de ti! El Sanador y toda Su vida está en ti.

Nunca olvidaré cuando predicaba en una conferencia de sanidad en Kenosha, Wisconsin, hace unos años. Después de haber terminado mi mensaje, comencé a recorrer el auditorio ministrando a diferentes personas. Había una señora que levantó la mano y dijo que estaba sufriendo un dolor severo en todo su cuerpo. Sufría un caso grave de artritis reumatoide y otros problemas. Era tan grave que apenas podía caminar, incluso con la ayuda de un andador, se necesitaron tres hombres para ayudarla a llegar desde su carro hasta el edificio de la iglesia.

Cuando comencé a hablar con ella y recordarle algunas de las cosas que había enseñado sobre nuestra unión con Cristo, ella comenzó a llorar. Supe en ese momento que no había mucho que pudiera decirle que fuera a cambiar algo. Así que me detuve y dije: "**Quiero que cierres los ojos e imagines a Jesús parado frente a ti**". Ella estaba sentada en su silla y sollozando, pero cerró los ojos y comenzó a escuchar. Comencé a describir en detalle cómo se veía Jesús, cómo eran sus ropas y la luz que brillaba de Él. Después de cada descripción, le decía: "**¿Lo ves?**"

y ella respondía: "Sí", y también noté que empezaba a calmarse y a tranquilizarse. Después de hacer esto durante unos minutos, dije: **"Ahora Jesús está a punto de tocarte. ¿Ves Su mano extendiéndose hacia ti?"** Y ella dijo: **"Sí"**. Y de repente, extendí mi mano y la puse en su hombro. Ella comenzó a temblar y luego me miró y dijo: **"¡El dolor se ha ido!"** Así que la hice ponerse de pie.

Ahora, cuando se puso de pie, estaba bastante inestable. Tuve que ayudarla a ponerse de pie. Ella se estaba agarrando a la silla de enfrente y tambaleándose un poco, pero seguí sosteniendo su mano hasta que vi que estaba estable. Luego dije: **"Ven a caminar conmigo"**. Ahora, recuerda, ella apenas podía caminar con un andador y se necesitaron tres hombres para ayudarla a llegar desde su carro hasta su asiento en el auditorio. El auditorio era muy grande y tenía un piso inclinado y ella y yo nos pusimos en el pasillo y comenzamos a caminar hacia el frente. Empezó muy despacio, pero de repente, podías ver que su forma de caminar cambiaba y toda la congregación suspiró. Fue asombroso. Empezó a caminar con gran facilidad y cuando vi que estaba bien, gradualmente solté su mano y la vimos caminar por los pasillos, haciendo varias vueltas alrededor del auditorio. ¡Ella fue sanada simplemente al quitarse los ojos de ella misma y volverse consciente de Cristo en ella y con ella!

Amigo, ¡tengo tantas historias! Una y otra vez he visto personas sanar simplemente al controlar su alma y comenzar a permanecer en Cristo una vez más. Mi objetivo en mis conferencias de sanidad es simplemente ayudar a los creyentes a entender su unión con Cristo y volverse tan conscientes de Él que, si tienen algún problema físico, casi sin esfuerzo se reconecten a la vida.

Ahora te diré algo. Si eres alguien que ha dejado volar su imaginación durante mucho tiempo, no creas que esto va a suceder de la noche a la mañana. Permanecer en Cristo no es algo de una sola vez; esto es algo diario. Permanecer es quedarse. El problema con la mayoría de los cristianos es que simplemente somos perezosos. Olvídate incluso de ir a la iglesia, orar en lenguas y leer nuestra Biblia. ¿Con qué frecuencia estamos meditando en las realidades de lo que somos en Cristo? ¿Con qué frecuencia a lo largo de nuestro día nos estamos considerando muertos al pecado y a la enfermedad?

La razón por la que ocurre la mayoría de las enfermedades y luego los cristianos luchan por liberarse de eso es que solo comienzan a repasar las Escrituras de sanidad y a hacer confesiones bíblicas después de enfermarse. Amigo, debemos estar en guardia. La forma en que nos mantenemos en guardia contra satanás es manteniendo nuestra imaginación y protegiendo nuestra paz. Rechaza las preocupaciones del mundo y no permitas aceptar lo que es normal para el mundo. Es como alguien que no ha levantado pesas en años y de repente se ve obligado a una competencia de levantamiento de pesas. No importa si solías levantar 300 libras antes, si no has levantado pesas en años, ¡probablemente te costará levantar 100 libras! Si quieres ganar en la vida, debes permanecer en Cristo, no entrar y salir cuando necesites lo que hay en la casa.

Si no has estado manteniendo tus imaginaciones, entonces comienza ahora. Pero no te sorprendas cuando venga un pequeño demonio con el pensamiento de: "**Bueno, ya sabes lo que dijo el médico... no hay cura**" o "**Todos los demás en tu familia tienen esta enfermedad, tú también la vas a tener**" o "**¿No te das cuenta que esto es solo una parte normal de la vida y de envejecer?**" ¡Al diablo con todo eso porque de ahí vienen esos pensamientos! ¡No!, necesitas derribar esos pensamientos. Recuerda, si Jesús no lo tiene, tú no lo tienes. Si Jesús no puede tenerlo, tú no puedes tenerlo. No me importa lo que veas o lo que sientas. Deja de mirar y considerar el reporte del médico. Toda esa preocupación que tenías... en lugar de imaginar lo que va a pasar cuando mueras, empieza a imaginar lo que va a pasar mientras sigues viviendo. Pasa tiempo todos los días viendo ese tumor disolverse. Pasa tiempo todos los días viendo tu oído abrirse o ese miembro corto crecer. Míralo en tu imaginación y dale a tu fe algo con lo cual puedes trabajar. No necesitas aumentar tu fe; necesitas expandir tu imaginación.

Abraham enfrentaba una situación imposible. Él y Sara necesitaban un hijo, pero ambos eran ancianos y Sara ya no estaba en edad de tener hijos. ¿Sabes lo que hizo Dios para ayudar a Abraham? Dios le dio algo para mirar; le dio una imagen.

Génesis 15:5 / Reina Valera Actualizada (RVA – 2015)
[5] Entonces lo llevó fuera y le dijo: —Mira, por favor, al cielo y cuenta las estrellas, si acaso las puedes contar. —Y añadió—: Así será tu descendencia.

Dios sacó a Abraham fuera de la tienda y le hizo mirar las estrellas y dijo: **"¡Así de numerosos serán tus descendientes!"** Parecía imposible, pero ¿te das cuenta de lo que sucedía cada vez que Abraham estaba fuera por la noche? Estaba mirando esas estrellas. Esas estrellas representaban a personas, pero para que todas esas personas vinieran, tenía que haber una que viniera de él y de Sara. Las estrellas se convirtieron en el objeto de su imaginación cada noche. Esas estrellas eran recordatorios de las posibilidades de Dios.

No sucedió de la noche a la mañana, pero eventualmente Abraham entendió el punto de que debía expandir su imaginación y comenzó a considerar las promesas de Dios en lugar de considerar las imposibilidades de su cuerpo.

Romanos 4:16-21 / Reina Valera Actualizada (RVA – 2015)

[16] Por tanto, es por fe, para que sea por gracia, a fin de que la promesa sea firme para toda su descendencia; no solamente para la que es de la ley, sino también para la que es de la fe de Abraham, el cual es padre de todos nosotros [17] (como está escrito: Te he puesto por padre de muchas gentes) delante de Dios, a quien creyó, el cual da vida a los muertos, y llama las cosas que no son, como si fuesen. [18] Él creyó en esperanza contra esperanza, para llegar a ser padre de muchas gentes, conforme a lo que se le había dicho: Así será tu descendencia. [19] Y no se debilitó en la fe al considerar su cuerpo, que estaba ya como muerto (siendo de casi cien años), o la esterilidad de la matriz de Sara. [20] Tampoco dudó, por incredulidad, de la promesa de Dios, sino que se fortaleció en fe, dando gloria a Dios, [21] plenamente convencido de que era también poderoso para hacer todo lo que había prometido.

Fíjate en la palabra *considerar*. Abraham no consideró su cuerpo; consideró a Dios. Tu imaginación lo es todo. Lo he dicho muchas veces y lo seguiré diciendo: Cualquier cosa que tenga tu imaginación tiene tu fe, o puedo decirlo así: **"Cualquier cosa que tenga tu imaginación te tiene a ti"**.

Hay otra historia en el Antiguo Testamento que no recibe la atención que merece. Para mí, es uno de los pasajes más poderosos de las Escrituras en el Antiguo Testamento cuando lo ves desde una perspectiva del Nuevo Pacto. Es la historia de la serpiente en el asta en **Números 21**.

Números 21:4-9 / Reina Valera Actualizada (RVA – 2015)

[4] Partieron del monte Hor con dirección al mar Rojo, para rodear la tierra de Edom. Pero el pueblo se

impacientó por causa del camino, [5] y habló el pueblo contra Dios y contra Moisés, diciendo: —¿Por qué nos has hecho subir de Egipto para morir en el desierto? Porque no hay pan ni hay agua, y nuestra alma está hastiada de esta comida miserable. [6] Entonces el SEÑOR envió entre el pueblo serpientes ardientes, las cuales mordían al pueblo, y murió mucha gente de Israel. [7] Y el pueblo fue a Moisés diciendo: —Hemos pecado al haber hablado contra el SEÑOR y contra ti. Ruega al SEÑOR que quite de nosotros las serpientes. Y Moisés oró por el pueblo. [8] Entonces el SEÑOR dijo a Moisés: —Hazte una serpiente ardiente y ponla sobre un asta. Y sucederá que cualquiera que sea mordido y la mire, vivirá. [9] Moisés hizo una serpiente de bronce y la puso sobre un asta. Y sucedía que cuando alguna serpiente mordía a alguno, si este miraba a la serpiente de bronce, vivía.

El pecado de los israelitas trajo enfermedad al campamento. Entonces, ¿qué le dijo Dios a Moisés que hiciera? Haz una serpiente y ponla en un asta y mientras la gente la mire, vivirán. ¿Te diste cuenta de que no se les pidió a los israelitas que confesaran su pecado para ser sanados? No necesitaban hacer confesiones positivas. Solo se les pidió hacer una cosa: cambiar su enfoque. ¿Puedes imaginar las serpientes que estaban arrastrándose por sus cuerpos? Tenían serpientes mordiéndolos y colgando de sus piernas, sangre saliendo de su piel, las partes infectadas comenzando a cambiar de color... y Dios dice: **"¡Dejen de mirar sus cuerpos y miren a la serpiente en el asta!"** Esa palabra mirar no se refiere a una mirada rápida; la palabra *mirar* en hebreo es la palabra *raá* y se refiere a **"considerar, prestar atención y tener una mirada constante"**.

Amigo, si lo único que los israelitas tenían que hacer era cambiar su enfoque para ser sanados, ¿por qué tendrías que hacer algo mayor? Los israelitas eran pecadores con un pacto menor con Dios que el que tenemos nosotros. Eran esclavos; nosotros somos hijos. Ellos eran pecadores; nosotros somos justos. ¿Por qué a los israelitas no se les dieron cinco claves sobre cómo recibir su sanidad, pero al cristiano se le dan pasos, claves y fórmulas sobre todas las cosas que tienen que hacer para recibir su sanidad? ¡Algo no está bien cuando los hijos lo tienen más difícil que los esclavos! Afortunadamente, eso no está en el pacto de gracia que Dios nos dio a través de nuestra unión con Cristo.

Jesús nunca te creó para que tuvieras que sanarte a ti mismo. La sanidad fluye de la vid. Todo lo que la rama necesita, viene de la vid. Cuando nos mantenemos conectados con Cristo con nuestra alma, es allí donde se produce el fruto.

Ahora, estoy muy agradecido de que Dios sea tan misericordioso y lleno de gracia. De hecho, Él ha provisto sanidad para el pecador mediante la vida de Dios impartida a través de los justos. Y Dios también ha puesto poder de sanidad, Su preciosa vida, dentro de los justos para que fluya a través de su cuerpo. Pero, ¿qué hacemos si tenemos dificultades para hacer esa conexión? ¿Qué pasa con la persona que está en su lecho de muerte? ¿Qué pasa con la persona que está en tal dolor extremo que no puede creer por sí misma? ¿Qué pasa con la persona en la que algo ha sucedido en el cerebro y esa persona no puede hacer la conexión por sí misma? ¿Qué pasa con la persona que está siendo oprimida por un demonio? Bueno, afortunadamente, Dios es bueno y tiene una respuesta. Yo lo llamaría el plan de salud de plata y esto es, en su mayor parte, para los cristianos que viven según sus sentidos y no según el Cristo en ellos.

Santiago 5:14-15 / Reina Valera Actualizada (RVA – 2015)
[14] ¿Está enfermo alguno de ustedes? Que llame a los

ancianos de la iglesia y que oren por él, ungiéndole
con aceite en el nombre del Señor. [15] Y la oración de fe
dará salud al enfermo, y el Señor lo levantará. Y si ha
cometido pecados le serán perdonados.

Una vez más, quiero señalar la conexión entre la sanidad y
el perdón. Santiago, uno de los pilares de la iglesia primitiva,
señala que incluso si el problema físico se debía a algún tipo de
pecado que abrió la puerta, esa persona sería perdonada. Asunto
concluido, caso cerrado.

Ahora vamos a mirar la pieza principal de esto. Recuerda que
antes mencionamos que la palabra *enfermo* en este pasaje de
Santiago no se refiere a un resfriado común o un problema
cotidiano; literalmente está hablando de alguien que está en
muy mal estado; fíjate en la frase **"el Señor lo levantará"**. Están en
una condición tan grave que no pueden creer por sí mismos, ya
sea debido a un accidente, dolor extremo, un problema mental,
etc. El punto es que necesitan ayuda para conectarse a la vida de
Dios. Así que fíjate en la respuesta de Santiago a una situación
imposible: Haz que las personas maduras de Dios hagan la
declaración de fe sobre esa persona y el Señor lo levantará.
Quiero que notes la fe de Santiago. No dijo que llamaran a ayuda
médica; Santiago dijo: **"Llamen a los ancianos de la iglesia para
que oren la oración de fe y solo hay un resultado: el Señor lo
levantará"**.

Necesitamos llegar al punto en nuestro caminar cristiano en
el que podamos estar en un lugar de tal sensibilidad a la voz
de Dios y una conciencia tan plena de Cristo en nosotros, que
todas las demás opciones estén fuera de la mesa y vivamos en
un lugar de absolutos. Cuando uso mi fe sobre esta persona, no
hay otra opción: Jesús la levantará.

¿Qué pasaría si estuviéramos en ese lugar como el Cuerpo de Cristo donde tuviéramos tal audacia y confianza en quiénes somos y a Quién representamos? Imagina los resultados que tendríamos y la cantidad de personas que comenzarían a acudir a las iglesias que realmente creen en estas cosas.

Dios es bueno y bondadoso. Lo he dicho durante muchos años y lo diré mientras tenga aliento: **"Dios es bueno con Chad."** ¿Sabes qué? Dios es bueno contigo. Dios es bueno con todas las personas. Todas las personas, independientemente de la situación, Dios ha provisto una manera para que la sanidad llegue a su cuerpo.

Capítulo 24

ACCIDENTES Y LESIONES

La gran mayoría de este libro señala la realidad de este maravilloso Evangelio de sanidad; este Nuevo Pacto en Cristo nos hace intocables. En el último capítulo, vimos lo que Dios ha provisto para aquellos que no están en posición de creer por sí mismos, como se aborda en **Santiago 5**. Un área que no hemos abordado específicamente es la de los accidentes y las lesiones. ¿Por qué es importante esto? Porque sé que todavía habrá muchos que, incluso después de escuchar sobre el maravilloso Evangelio de sanidad, dirán: "**Bueno, y ¿qué pasa con las personas que se lesionan?**" Pues abordemos esto ahora.

Así que tratemos con la pieza más importante y, sin embargo, la más controversial: los accidentes simplemente no ocurren. Los accidentes y las lesiones ocurren por una razón: no estábamos siendo guiados por el Espíritu Santo. Cada cristiano que ha tenido un accidente o que ha experimentado cualquier tipo de lesión, sin importar cuál sea , siempre y enfáticamente siempre, es el resultado de no ser guiado por el Espíritu Santo. Sé que es una declaración fuerte, pero los hechos son hechos porque las Escrituras son las Escrituras.

Salmos 91:9-12 / Nueva Traducción Viviente (NTV)
9 Si haces al Señor tu refugio y al Altísimo tu resguardo,
10 ningún mal te conquistará; ninguna plaga se

acercará a tu hogar. ¹¹ Pues él ordenará a sus ángeles que te protejan por donde vayas. ¹² Te sostendrán con sus manos para que ni siquiera te lastimes el pie con una piedra.

Para probar esta verdad, quiero primero mirar el **Salmo 91**. En los **versículos 9-12**, Dios nos da la promesa de que aquellos que ponen su completa confianza en Él, no les vendrá ningún mal... hasta el punto de que ni siquiera se cortarán el pie con una piedra o, podríamos decir, se golpearán el dedo del pie. Esta es una promesa de ser intocables. Piensa en esto. Dios está prometiendo que no solo no te enfermarás, sino que tampoco tendrás lesiones. ¿Cómo es esto posible? Confiando en Él, lo que significa escucharle en cuanto a qué hacer y adónde ir. Cuando hacemos eso, nuestros ángeles están en posición de protegernos del mal.

Vemos esto trasladado al Nuevo Testamento con la promesa del Espíritu Santo.

> **Juan 14:26 / Reina Valera Actualizada (RVA – 2015)**
> ²⁶ Pero el Consolador, el Espíritu Santo que el Padre enviará en mi nombre, él les enseñará todas las cosas y les hará recordar todo lo que yo les he dicho.

> **Juan 16:13 / Reina Valera Actualizada (RVA – 2015)**
> ¹³ Y cuando venga el Espíritu de verdad, él los guiará a toda la verdad pues no hablará por sí solo sino que hablará todo lo que oiga y les hará saber las cosas que han de venir.

El Espíritu Santo nos fue dado para ser nuestro Ayudador y Guía en la vida. Una de SUS RESPONSABILIDADES es ser nuestro guía en medio de nuestras actividades del día a día. En **Juan**

16:13, la palabra *guiar* es la palabra griega *jodeguéo*, que significa **"uno que es un guía turístico; alguien que lidera el camino"**.

El Espíritu Santo es como nuestro guía turístico en la vida. A donde vamos, Él ya ha estado allí. Conoce los buenos lugares y los malos lugares y, si lo seguimos, el peligro puede estar a nuestro alrededor, pero caminaremos a través de él sin tocarlo. El Espíritu Santo nos ayudará a tomar siempre la decisión correcta en el momento correcto y a estar siempre en el lugar correcto en el momento correcto. Esto se aplica en el área de relaciones, negocios, ministerio, finanzas y sí, incluso en el área de accidentes. Si lo escuchamos, nunca estaremos en un accidente ni nos lesionaremos. ¿Sabes por qué? Porque nos advertiría y diría: **"¡No vayas allí!"** o **"¡Espera cinco minutos antes de salir para el trabajo!"** o **"**¡Aplaza esa reunión hasta mañana!**"** o **"¡No pises allí!"** El Espíritu Santo conoce el final desde el principio y quiere protegerte.

Nunca olvidaré un accidente que ocurrió cuando tenía veinticinco años y estaba en mi segundo año en la Escuela Bíblica. Trabajaba en el refugio para personas sin hogar del condado durante el turno de noche y luego me iba a la escuela cada día de la semana. Bueno, una noche, mientras estaba en el trabajo, tuve un fuerte presentimiento de que necesitaba dejar el trabajo e irme a casa. Tenía bastante tiempo acumulado que podía tomar, así que fui y le pregunté a mi compañero de trabajo si le importaba que me fuera temprano. Me pidió si no me importaría quedarme hasta las 6 am para ayudarle a preparar el desayuno para todos los residentes porque había mucha gente esa noche. Fui en contra del testimonio que tenía en mi interior y decidí quedarme. Bueno, poco sabía yo que una fuerte tormenta de invierno estaba llegando. Durante el horario de 3:00 am a 5:00 am, las carreteras se estaban congelando con hielo y luego cubriéndose de nieve. Cuando salí del trabajo a las 7am, todas las carreteras estaban congeladas. Empecé a conducir despacio y con cuidado de camino a mi apartamento para cambiarme e ir a las clases de la mañana. A mitad de camino a casa, estaba conduciendo en un paso elevado de tres carriles con un carro a cada lado. Al llegar a la cima del paso elevado, vi un carro averiado a unos 15 metros delante de mí. El conductor del carro estaba mirando su llanta y luego me vio a mí y a otros dos carros que se dirigían hacia él. Salió corriendo y saltó del lado de la carretera. Todo lo que pude hacer fue aguantar, gritar "¡Jesús!" y luego choqué contra la parte trasera de su carro.

Terminé destrozando mi carro y el suyo. La bolsa de aire de mi carro se activó y me entraron cristales en la cara. Tenía tanto polvo en los ojos por el airbag que tuve que ir a la sala de emergencias del hospital para que me los lavaran. Al final, supe que era mi culpa, desde el punto de vista de que si hubiera escuchado la advertencia del Espíritu Santo, nunca me habría lesionado físicamente ni habría destrozado mi carro y sufrido una pérdida financiera.

Una de las consecuencias del accidente fue que me lesioné la cadera y la espalda. No sabía que el impacto había sido tan fuerte que me había bloqueado la pierna derecha y me había desalineado la cadera. Durante unos años, esto me causó un fuerte dolor de espalda hasta el punto que apenas podía estar de pie durante largos períodos de tiempo sin sentir un dolor muy fuerte.

Después de visitar un día a un quiropráctico, me dijeron que la razón de mi dolor de espalda era que mi pierna derecha era más corta que la izquierda, casi 3 cm. Concluyeron que el accidente de carro era la causa de mi pierna corta porque yo no había nacido así. El quiropráctico me dijo que no se podía hacer nada, excepto que usara una plantilla ortopédica. Me enfadé por ello, pero tenía tanto dolor que me lo puse en el zapato.

La usé durante unas semanas, hasta que un día, estaba tan enojado que la tiré. En ese momento de mi vida, estaba pastoreando una iglesia y estábamos viendo muchos milagros. Empecé a razonar que la misma vida que fluía de mí hacia otros también estaba allí para mí. Así que un día, mientras estaba sentado afuera leyendo un libro, miré mi pierna, puse mi mano sobre ella y, por fe, desaté la vida de Dios en ella y le ordené que creciera. Sin pensar más en eso, volví a leer. Aproximadamente dos semanas después, estaba afuera en el mismo lugar leyendo un libro y miré mi pierna. Me di cuenta de que no había sentido dolor por un buen tiempo. Luego me di cuenta de que mi pierna derecha tenía la misma longitud que mi pierna izquierda. ¿Y sabes qué? Nunca más he tenido dolor porque la vida de Dios hizo crecer mi pierna.

¿Por qué te estoy contando esta historia? Porque Dios es un Dios bueno. Incluso cuando pecamos y no escuchamos la guía del Espíritu Santo, Dios no solo es misericordioso para perdonarnos, sino que la vida de Dios siempre está ahí dentro de nosotros para sanarnos cuando decidimos ser tontos. No podía culpar a nadie por ese accidente excepto a mí mismo, pero gracias a Dios por mi unión con Cristo que, incluso en mi error, el poder sanador todavía estaba disponible para fluir de mí y entrar en mi cuerpo.

Dios quiere protegernos de accidentes y lesiones, incluso lesiones en deportes y en el trabajo. Amigo, sé que suena demasiado bueno para ser verdad, pero esta es la bondad de Dios. Él es un buen Dios y un buen Padre y la salvación que nos ha provisto es absolutamente asombrosa. Incluso si te has lesionado, la vida de Dios está en ti para sanar esa cortada, sanar ese hueso roto, arreglar tu memoria o hacer lo que sea necesario para que vuelvas a estar en plena forma. Dios nos hizo para ser intocables, pero incluso en los momentos en que nos permitimos ser tocables, Dios es misericordioso con nosotros cuando nos volvemos hacia Él.

Capítulo 25

ALIMENTOS Y MEDICAMENTOS

Sería negligente si no abordara el tema de cómo cuidamos el templo de Dios. No me refiero al edificio en el que nos reunimos para adorar a Dios, sino al cuerpo en el que tú y Dios viven.

1 Corintios 6:19 / Reina Valera Actualizada (RVA – 2015)
[19] ¿O no saben que su cuerpo es templo del Espíritu Santo, que mora en ustedes, el cual tienen de Dios, y que no son de ustedes?

Aunque Dios nos ha proporcionado un pacto en el cual estamos muertos a la enfermedad, muchos cristianos aún están vivos para ella. Anteriormente, abordamos los tres problemas principales que están causando que los cristianos se desconecten de la vida y se conecten con la muerte:

1. Pensamos que es posible enfermarse.
2. No controlamos nuestras imaginaciones.
3. No cuidamos el cuerpo que Dios nos dio.

Hemos hablado mucho sobre las razones uno y dos, pero quiero dedicar un tiempo a la razón tres. En todo el mundo, seguimos viendo un aumento en las enfermedades y, sin embargo, especialmente en Estados Unidos, no se puede negar el hecho de que muchos de los problemas de salud de Estados Unidos se deben a lo que ponemos en nuestros cuerpos. Se está convirtiendo en un problema tan grave que he comenzado a abordarlo. Lamentablemente, no hay muchos líderes de la iglesia que hablen sobre esto, porque entiendo que es un tema sensible. Sin embargo, si realmente nos importan las personas, hablaremos sobre lo que necesitan, no solo sobre lo que quieren escuchar.

Si vieras a alguien muriendo y tuvieras la solución para ellos, ¿se la negarías simplemente porque crees que se enojarán contigo? El problema es que tenemos millones y millones de personas que están lidiando con enfermedades y dolencias que, en muchos casos, son autoinfligidas. He encontrado que muchas personas no necesitan sanidad divina; necesitan intervención en lo que están haciendo con sus cuerpos.

Recientemente tuve una conversación sobre estos temas con uno de mis queridos amigos, el Dr. Mark Sherwood. Me dijo que Dios en realidad nos mostró lo que necesitábamos comer y se encuentra en **Génesis 9**.

> **Génesis 9:1-3 / Reina Valera Actualizada (RVA – 2015)**
> [1] Entonces Dios bendijo a Noé y a sus hijos, y les dijo: "Sean fecundos, multiplíquense y llenen la tierra. [2] El temor y el miedo de ustedes estarán en todos los animales de la tierra, en todas las aves del cielo, en todo lo que se desplaza en la tierra y en todos los peces del mar. En sus manos son entregados. [3] Todo lo que se desplaza y vive les servirá de alimento. Del mismo modo que las plantas, les doy todo.

El Dr. Sherwood dijo lo siguiente: **"Después del diluvio, cuando el arca de Noé aterrizó en la montaña, Noé salió del arca y recibió instrucciones específicas de Dios. Notamos en estas instrucciones que Dios claramente le dio autoridad a Noé** sobre las criaturas de la tierra, las aves del cielo y las plantas de la tierra con las claras directrices: TODAS estas cosas serán alimento para que ustedes coman. Noé no fue alentado a ser vegetariano, ni fue alentado a comer solo carne. Simplemente se le dijo que comiera todas estas cosas que Dios había hecho y creado para él."

"Si tenemos predominantemente los mismos genes que tenía Noé cuando recibió estas instrucciones, y sabemos que estos genes son creados para cada uno de nosotros por la mano personal de Dios, entonces estos deben ser alimentos para que los comamos y sostengan la vida de nuestros cuerpos. Ten en cuenta que los alimentos son instrucciones con información que hacen que nuestros genes respondan y se expresen. Estos alimentos contienen aminoácidos vitales, ácidos grasos, vitaminas y minerales para un funcionamiento óptimo del cuerpo. Sin estos elementos necesarios, nuestro cuerpo está destinado a intentar sobrevivir y funcionar en un entorno deficiente en nutrientes". Continuó diciendo que aproximadamente el 90 por ciento de las enfermedades que ven en su clínica están directamente relacionadas con la falta de gestión de la alimentación, el ejercicio, el sueño y el estrés.

Creo firmemente que todo lo que nuestros cuerpos necesitaban, Dios lo creó en el Jardín del Edén. No fue el diseño de Dios que pusiéramos conservantes artificiales en nuestros alimentos y comenzáramos a modificarlos químicamente. Ninguna de las cosas que el hombre ha hecho a nuestros alimentos ha sido para nuestro beneficio físico; han sido para un beneficio monetario a expensas de nuestra salud.

Mira los alimentos que la gran mayoría de los estadounidenses consumen: están altamente procesados y llenos de productos químicos. Un estudio reciente mostró que cuanto mayor es el consumo de alimentos ultraprocesados, mayor es el riesgo de sufrir una combinación de enfermedades crónicas, incluidas el cáncer, la diabetes y las enfermedades cardíacas, conocidas como multimorbilidades. Los alimentos ultraprocesados son convenientes (de larga duración, listos para comer), alimentos industrialmente manufacturados con ingredientes añadidos o aditivos (por ejemplo, almidón modificado, aceites hidrogenados) que normalmente se encuentran en los restaurantes de comida rápida o se venden en supermercados. Ejemplos son las gaseosas, los empaques dulces o salados envasados, la carne procesada, los platos precocinados congelados o listos para consumir, etc.

En Estados Unidos, las empresas de alimentos han dejado de usar azúcar de caña y ahora usan jarabe de maíz con alto contenido de fructosa. Este es un edulcorante creado en laboratorio que tu cuerpo no reconoce. ¿Sabes lo que hace? El jarabe de maíz con alto contenido de fructosa también contribuye a la diabetes, la inflamación, los triglicéridos altos, el aumento del apetito y algo llamado enfermedad del hígado graso no alcohólico, que aumenta toda la grasa en el hígado, lo que ahora afecta a más de 90 millones de estadounidenses. Incluso puede causar fibrosis o lo que llamamos cirrosis. De hecho, el azúcar en nuestra dieta es ahora la principal causa de insuficiencia hepática y eso convierte al azúcar en la principal causa de trasplantes de hígado. ¿Eso suena a que satanás está invadiendo los cuerpos de las personas? No puedo decirte cuántas personas se me acercan queriendo que ore por ellas en relación con la diabetes tipo 2. ¿Te das cuenta de que la diabetes tipo 2 es un suicidio a largo plazo autoinfligido? Satanás no está obligando a las personas a beber múltiples gaseosas al día y consumir cantidades horribles de azúcar.

Enfermedades como las cardiopatías, el cáncer, la diabetes tipo 2, la inflamación y muchas otras pueden atribuirse directamente a la dieta, específicamente al uso aumentado de azúcar y alimentos procesados. Vuelve atrás y mira las enfermedades que afectaban a la gente antes de que el hombre se hiciera cargo del trabajo de Dios en cuanto a la creación de alimentos. Notarás que hay una gran correlación entre muchas de las enfermedades que vemos y los alimentos que el hombre ha creado. ¿A qué se debe esto? ¿Es posible que hayamos permitido que el amor al dinero cambiara a Dios por otros dioses? Los cristianos están haciéndose esto a sí mismos y luego, después de contraer enfermedades, queremos empezar a usar nuestra autoridad contra el diablo. Lo que necesitamos hacer es usar nuestra autoridad sobre nuestros deseos y usar algo de autocontrol.

Gálatas 5:22-24 / Reina Valera Actualizada (RVA – 2015)
²² Pero el fruto del Espíritu es: amor, gozo, paz, paciencia, benignidad, bondad, fe, ²³ mansedumbre y dominio propio. Contra tales cosas no hay ley ²⁴ porque los que son de Cristo Jesús han crucificado la carne con sus pasiones y deseos.

Dios nos ha dado un cuerpo increíblemente asombroso para vivir y funcionar en él y tenemos la responsabilidad de cuidarlo. Ni siquiera es nuestro, sino de Dios; simplemente somos los administradores de él. Tres formas prácticas de cuidar este cuerpo es dándole una nutrición adecuada, ejercicio y sueño. Estas son tres cosas sobre las que tenemos control absoluto y son absolutamente esenciales para la salud de nuestros cuerpos. Ya me estoy metiendo en terreno sagrado, así que vamos a seguir adelante. Hablemos sobre la obesidad. ¿Puedes culpar de la obesidad al diablo? Sé que hay una pequeña minoría de personas que están lidiando con algunos problemas genéticos, pero para la gran mayoría, la obesidad es simplemente el resultado de la falta de autocontrol. En Estados Unidos, la obesidad sigue siendo un problema creciente. La obesidad es una enfermedad común, grave y costosa. Mira las siguientes estadísticas del Centro para el Control y la Prevención de Enfermedades en los Estados Unidos.

-   La prevalencia de obesidad en EE.UU. fue del 41.9% en 2017 (Marzo de 2020).

-   Desde el período comprendido entre 1999 y 2000 hasta el 2017, la prevalencia de obesidad en EE.UU. aumentó del 30.5% al 41.9%. Durante el mismo período, la prevalencia de obesidad severa aumentó del 4.7% al 9.2% (Marzo de 2020).

-   Las condiciones relacionadas con la obesidad incluyen enfermedades cardíacas, derrames cerebrales, diabetes tipo 2 y ciertos tipos de cáncer. Estas están entre las principales causas de muerte prematura prevenible.

-   El costo médico anual estimado de la obesidad en los Estados Unidos fue de casi $173 mil millones de dólares en 2019.

En la última década, se ha convertido en un problema cada vez mayor para los niños. La obesidad infantil es un problema serio en los Estados Unidos, poniendo a los niños y adolescentes en riesgo de tener una mala salud.

La prevalencia de la obesidad entre los niños y adolescentes sigue siendo demasiado alta. Para los niños y adolescentes de 2 a 19 años en 2017-2021, la prevalencia de obesidad fue del 19.7% y afectó a unos 14.7 millones de esta población. Las condiciones relacionadas con la obesidad incluyen presión arterial alta, colesterol alto, diabetes tipo 2, problemas respiratorios como asma y apnea del sueño, y problemas articulares[3].

No estoy trayendo condenación a nadie. Todos tienen sus problemas con los que están lidiando y trabajando; algunos son visibles y otros no, así que de ninguna manera estoy siendo crítico. Lo que estoy haciendo es simplemente decir la verdad. Nos hacemos daño a nosotros mismos al hablar de la salud divina y todo el lado espiritual de las cosas, pero luego descuidamos hablar de las cosas naturales que deberíamos estar haciendo. No es diferente en el área de las finanzas. Dios nos ha dado promesas divinas sobre la prosperidad; sin embargo, no puedo seguir cargando mi tarjeta de crédito con cosas innecesarias y viviendo más allá de mis ingresos y luego culpar al diablo porque estoy endeudado hasta el cuello. ¿Por qué los predicadores están dispuestos a hablar sobre la deuda pero no sobre la dieta? Ambos son el resultado de la falta de autocontrol (dominio propio), pero solo uno hará que las personas se enojen y se vayan. ¡La gente está bien con que hables de su dinero, pero no de su cuerpo!

Debemos reconocer las responsabilidades que Dios nos ha dado con respecto a nuestros cuerpos. Debemos estar dispuestos a dejar a un lado la comida chatarra y las gaseosas que no tienen ningún valor nutricional, llenas de alimentos modificados y llenas de productos químicos que se encuentran en los herbicidas y empezar a comer los alimentos que Dios creó para nosotros.

Créeme, entiendo que requiere más disciplina comer alimentos orgánicos y cuesta más dinero; sin embargo, ¿por qué no puedes creerle a Dios por el dinero? Te garantizo que gastarás menos dinero comiendo alimentos nutritivos que en el médico y en todos los medicamentos recetados que te recetarán para tratar los efectos de todos los alimentos procesados y venenosos. La triste realidad es que la gente sigue haciéndolo de todos modos.

Los justos comen comida chatarra, se enferman y luego van al médico para tratar enfermedades relacionadas con la dieta mientras citan Escrituras de sanidad.

Amigos, cuesta mucho menos estar sano que estar enfermo.

No solo hemos buscado alimentos creados en laboratorio para sostenernos, también ha habido una tendencia continua a buscar medicamentos creados en laboratorio para curarnos. Sin embargo, los medicamentos recetados no curan tu problema; simplemente manejan el problema. ¿Es posible que incluso en esta área, hayamos sustituido el oro por el bronce?

Cuando Dios estaba sacando a los israelitas de Egipto y sus 430 años de esclavitud, Dios los estaba introduciendo a una nueva forma de vida... vivir en pacto con Él donde Él era su Proveedor y Sanador. Israel no sabía nada sobre Dios; todo lo que los israelitas conocían eran las formas de Egipto, incluida su hechicería, el ocultismo, sus dioses e incluso su atención médica. Una y otra vez, Dios les advertía sobre volver a las formas de Egipto.

Es interesante que ni una sola vez en la Biblia Dios menciona a los médicos y la medicina como una solución para la atención médica. La única vez que vemos la mención de alguien que va a un médico se encuentra en **2 Crónicas 16** respecto al rey Asa.

> **2 Crónicas 16:12-13 / Reina Valera Actualizada (RVA – 2015)**
> [12] En el año treinta y nueve de su reinado Asa se enfermó de los pies. Su enfermedad fue muy grave; pero aun en su enfermedad no consultó al SEÑOR, sino a los médicos. [13] Asa reposó con sus padres y murió en el año cuarenta y uno de su reinado.

Me ha resultado curiosamente interesante que la gente predica sobre toda la vida de fe y falta de fe del rey Asa excepto por esta última parte. Si lees sobre el rey Asa, comenzó confiando en Dios para la liberación contra los etíopes en los que Asa estaba severamente superado en número. Debido a su confianza en Dios, los israelitas obtuvieron la victoria sobre su enemigo. La gente predica sobre esto.

Después de la derrota de los etíopes, Asa aumentó en finanzas y en número. Cuando el siguiente enemigo vino tratando de derrotar a los israelitas, en lugar de Asa confiar en Dios, hizo un tratado con uno de sus enemigos. Como resultado de no confiar en Dios y confiar en sus habilidades, Israel fue derrotado. La gente predica sobre esto.

Pero cuando se trata de Asa enfermándose y no confiando en Dios y en su lugar, confiando en los médicos, Asa murió. Nadie predica sobre esto.

Debo preguntar, "**¿Por qué?**" La respuesta es simple: la gente tiene miedo de hablar de esto porque la medicina moderna está tan arraigada en nuestra cultura, que la gente se enojaría y los ministerios perderían dinero.

Ahora, antes de seguir, déjame decir esto: Estoy muy agradecido por todos aquellos que sirven en el campo de la salud. Si no fuera por los médicos, enfermeras, técnicos de emergencia y todos los involucrados en cada nivel, muchas personas, incluidos los cristianos, habrían muerto prematuramente y se habrían ido con el Señor. El problema con esto es el simple hecho de que no hablamos de cuántas personas han muerto o han sido gravemente heridas debido a nuestro sistema médico actual tampoco. Se estima que alrededor de 250,000 muertes ocurren en los Estados Unidos debido a errores médicos - y sin embargo, los cristianos de todo el mundo quieren afirmar que Dios nos dio médicos.

¿Sabes que siempre quise ser médico? Absolutamente. Siempre me ha fascinado el cuerpo humano que Dios creó. Creo que la ciencia es increíble y me encanta ver todas las cosas que provienen de la tecnología y cómo puede ayudar a las personas, pero nunca fue para ser un sustituto de Dios. No estoy diciendo que toda la medicina sea mala, pero no te equivoques y pienses que te está sanando. Me atrevería a decir que en la mayoría de los casos, está haciendo más daño que bien.

Si Dios nos dio la medicina, ¿por qué no nos la dio como una opción en la Biblia? Sabemos que había formas de medicina y médicos incluso en aquel entonces. ¿Por qué Jesús no refirió a la gente a los médicos?

Si Dios nos dio la medicina, ¿por qué funciona para algunas personas y no para otras? ¿Por qué tiene efectos secundarios? ¿Por qué la mayoría de las medicinas no eliminan el problema en lugar de manejar el problema? Si Dios nos dio la medicina moderna, ¿por qué los hospitales necesitan seguro por mala praxis?

Amigo, debemos aceptar lo que Dios nos ha proporcionado espiritualmente y, sin embargo, también hacer lo necesario físicamente. Realmente es poner nuestra fe en acción real. Necesitamos vivir un estilo de vida de mantener nuestras imaginaciones y también debemos vivir un estilo de vida de comer adecuadamente y hacer ejercicio. Nuestros cuerpos fueron hechos para moverse y gran parte de los estilos de vida sedentarios que las personas en los Estados Unidos están viviendo también están contribuyendo a una serie de problemas.

No hacer suficiente actividad física puede llevar a enfermedades cardíacas, incluso para las personas que no tienen otros factores de riesgo. También puede aumentar la probabilidad de desarrollar otros factores de riesgo de enfermedades cardíacas, incluyendo obesidad, presión arterial alta, colesterol alto y diabetes tipo 2. Los beneficios de la actividad física regular incluyen: mejor sueño, mayor capacidad para realizar actividades cotidianas, mejor capacidad cognitiva y un riesgo reducido de demencia, así como mejor salud ósea y musculoesquelética. Investigaciones emergentes también sugieren que la actividad física puede ayudar a nuestros sistemas inmunológicos a proteger nuestros cuerpos de infecciones y enfermedades[4].

Imagina cuántas enfermedades y problemas físicos simplemente serían "sanados" si simplemente cuidáramos los cuerpos que Dios nos dio. Demasiados cristianos hacen filas de sanidad por cosas que podrían deshacerse simplemente comiendo alimentos nutritivos y haciendo ejercicio.

No puedes orar a Dios para que te haga comer o hacer ejercicio; requiere el autocontrol (dominio propio) que Él te dio como hijo de Dios nacido de nuevo. Diariamente debemos tomar la decisión de renovar nuestras mentes no solo a las realidades del Cielo, sino también a la manera de Dios de cuidar Su templo. Como dice mi amigo, el Dr. Sherwood, **"Veo milagros de sanidad todos los días. Es la norma. La gente a nuestro alrededor camina bien y tiene vidas de alta calidad. ¿Por qué no es esta la norma en la iglesia?"** Esa es una pregunta muy justa.

NOTAS

1. World Cancer research Fund "Ultra-processed food linked to increased cancer risk, diabetes, and heart disease," November 14, 2023 http://www.wcrf.org/latest/news-and-updates/new-study-reveals-ultra-processed-foods-linked-to-increase-cancer-risk-diabetes-and-heart-disease

2. Cleveland Clinica, "Avoid the Hidden Dangers of High Fructose Corn Syrup," November 30, 2020, https://health.clevelandclinic.org/avoid-the-hidden-dangers-of-high-fructose-corn-syrup-video.

3. https://www.cdc.gov/obesity/data/childhood.html

4. (https://www.cdc.gov/chronicdisease/resources/publications/factsheets/physical-activity.htm#:~:text=Not%20getting%20enough%20physical%20activity%20can%20lead%20to%20heart%20disease,cholesterol%2C%20and%20type%202%20diabetes.)

CONCLUSIÓN

Espero que a través de este libro, veas que a través de nuestra unión con Cristo, Dios ha provisto más en el área de la sanidad de lo que pensábamos posible. El verdadero Evangelio de la sanidad no es un seguro de salud para cuando te enfermes; el verdadero Evangelio de la sanidad es que has muerto al pecado y, como resultado, ahora es imposible enfermarse.

Incluso cuando fallamos, Dios es tan bueno y bondadoso que ha proporcionado múltiples maneras para que las personas vuelvan a la sanidad y la salud. Amigo, la Biblia tiene todas las respuestas para todas las cosas generales de la vida. Y en las cosas específicas, Él nos ha dado al Espíritu Santo para enseñarnos, guiarnos y dirigirnos, incluso en los alimentos que debemos comer y los ejercicios que debemos realizar.

La Palabra de Dios es realmente muy simple; somos nosotros los que hemos complicado las cosas con nuestra incredulidad y conformándonos a las maneras del mundo del cual fuimos liberados. Te ruego que pidas al Espíritu Santo que abra los ojos de tu imaginación y comiences a ver las cosas como el Cielo las ve. Mírate a ti mismo como realmente eres: en unión con Cristo, lleno de Su vida y más justo que cualquiera de los males del mundo.

Seamos la generación que toma a Jesús completamente al pie de la letra, que se ve a sí misma tal y como es en Él y que permite que el mundo vea a Dios tal y como es a través de nosotros. Que seamos la generación de la Iglesia en la que la enfermedad y la dolencia no sean un problema, que seamos la Iglesia por la que Jesús murió y con la que se hizo uno: el Cuerpo de Cristo que es absolutamente intocable.

En Cristo, ¡siempre ganamos! Chad.

ACERCA DEL AUTOR

El Dr. Chad Gonzales es el fundador de *The Healing Academy* (La Academia de Sanidad). A través de entrenamientos y conferencias realizadas en todo el mundo, miles han experimentado poderosos milagros de ciegos y sordos sanados, extremidades creciendo, tumores disolviéndose, cánceres curados, enfermedades de la piel sanadas y mucho más.

Chad tiene un Maestria en Educación especializado en Consejería de la Universidad de Lamar, Texas y un Doctorado en Ministerio de la Escuela del Seminario de Teología Bíblica. Chad ha escrito más de 10 libros y es el anfitrión del programa de televisión *The Way Of Life* (El Camino de la Vida) y *The Supernatural Life Podcast* (El Podcast de la Vida Sobrenatural).

Chad está en una misión para ayudar al creyente cotidiano a caminar de acuerdo al estándar de lo que trae la persona de Jesucristo y demostrar al mundo que Jesús es EL CAMINO.

Otros libros disponibles

Jesús es el Estándar - Las aventuras de Riley y Rocky con Dios - La oración sobrenatural de Jesús - Avanza: Audazmente ve donde nadie ha ido antes - Una realidad alternativa - Sano: La serie - Poseedores de vida - Piensa como Jesús.

ACADEMIA DE SANIDAD

La Academia de Sanidad es una dependencia de los Ministerios Chad Gonzales para ayudar al creyente a aprender a caminar según el estándar de Jesús en el Ministerio de la Sanidad. Jesús dijo en **Juan 14:12** que todo aquel que crea en Él hará las misma obras y aún mayores. En la Academia de Sanidad nuestro objetivo es elevar el nivel del Ministerio de Sanidad en la Iglesia y manifestar el ministerio de Jesús en lugares públicos. La Academia de Sanidad está disponible mediante series de capacitación en video, así como entrenamiento presencial. Para obtener más información visite **www.ChadGonzales.com**

El podcast La Vida Sobrenatural

¡Revise el podcast La Vida Sobrenatural con Chad Gonzales!

Nuevos episodios están disponibles cada mes, diseñados para ayudarle a conectarse con Dios en un nivel más profundo y vivir la vida sobre natural que Dios desea que usted tenga.

LA SALVACIÓN Y EL BAUTISMO DEL ESPÍRITU SANTO

Querido Amigo: es el deseo de Dios que todos acepten Su regalo gratuito de salvación. Dios envió el mayor regalo que el cielo tenía para que el mundo pudiera ser liberado. ¡Ese precioso regalo fue Jesús! A pesar que el conocía los pecados que usted cometería, Él subió a la cruz y murió por usted de todos modos. Su amor fue más grande que su pecado.

Romanos 10:9-10 dice que si usted confiesa a Jesús como su Señor y Salvador, y cree que se levantó de entre los muertos, usted será salvo. La salvación no tiene nada que ver con las obras. No importa a que Iglesia pertenezca, a cuántas personas de edad ayude a cruzar la calle, o cuánto dinero dé a la Iglesia, usted no puede ganar ni comprar la salvación; simplemente debe aceptar la salvación. Otro regalo gratuito que Dios ha proporcionado es el bautismo del Espíritu Santo. En **Hechos capítulo 2** encontramos el bautismo del Espíritu Santo siendo dado a la Iglesia. Dios desea que usted sea lleno de su Espíritu con la evidencia de hablar en lenguas.

Dios dijo en **Hechos 2:38** que este regalo que cambia la vida era para todos, no solo para unos pocos elegidos. No era solo para aquellos que vivían en los días de la Biblia, sino que fue dado a todos los que aceptaran a Jesús como Señor y Salvador. Jesús dijo que el propósito del bautismo del Espíritu Santo era para que pudiera ser un testigo con poder. Encontrará que cuando recibe el bautismo del Espíritu Santo, este le permite operar en la plenitud del poder de Dios y ser una bendición para todo el mundo. Esencialmente, se podría decir que la salvación lo lleva a una relación con Dios y el bautismo del Espíritu Santo le ayuda a llevar a otros a una relación con Dios.

Independientemente de quién sea usted, Dios tiene un plan para su vida. Él quiere que usted tenga éxito, tenga todas sus necesidades cubiertas y viva una vida de victoria. Dios quiere que cada día de su vida sea un día lleno de paz y gozo, pero todo comienza con Jesús como su Señor y Salvador. Si nunca ha aceptado a Jesús como su Señor y Salvador, por favor haga esta oración ahora mismo:

Jesús confieso que soy un pecador. Me doy cuenta que no puedo hacer las cosas en mis fuerzas. Creo con mi corazón y confieso con mi boca que Tú moriste en la cruz por mis pecados y enfermedades, y resucitaste de entre los muertos. Te pido que seas el Señor y Salvador de mi vida. Te agradezco por perdonar mis pecados y amarme lo suficiente para dar Tu vida por mí. ¡Te agradezco porque ahora soy un hijo de Dios! Ahora te pido el bautismo del Espíritu Santo. Dijiste en Tu Palabra que era un regalo gratuito, así que lo recibo ahora. ¡Te agradezco por mi lenguaje de oración celestial!

Le animamos a que se involucre en una Iglesia sólida basada en la Biblia. Si necesita ayuda para encontrar una Iglesia en su área, estaremos más que felices de colaborarle. Empiece a leer su Biblia y a orar en el Espíritu todos los días. Ahora es el momento de comenzar a desarrollar su relación con su Padre Celestial y crecer en el Señor. ¡No se olvide de contarle a alguien lo que Jesús hizo por usted! ¡Recuerde que Dios es bueno y tiene cosas maravillosas reservadas para usted!

Si hizo esta oración y le gustaría recibir ayuda para ubicar una Iglesia local, o este libro ha impactado su vida, ¡nos encantaría saber de usted!

www.ChadGonzales.com